中医外治疗法治百病丛书

热敏灸疗法

总主编 陈秀华·陈全新

著 陈日新 熊 俊 谢丁一

协助整理人员

钱海良 谢秀俊 何 铝
罗小军 李君仙

人民卫生出版社

图书在版编目(CIP)数据

热敏灸疗法/陈日新,熊俊,谢丁一著.—北京:人民卫生出版社,2014
(中医外治疗法治百病丛书/陈秀华,陈全新总主编)
ISBN 978-7-117-18558-5

Ⅰ.①热… Ⅱ.①陈… ②熊… ③谢… Ⅲ.①艾灸 Ⅳ.①R245.81

中国版本图书馆 CIP 数据核字(2014)第 030789 号

人卫社官网	**www.pmph.com**	**出版物查询，在线购书**
人卫医学网	**www.ipmph.com**	**医学考试辅导，医学数据库服务，医学教育资源，大众健康资讯**

版权所有，侵权必究！

中医外治疗法治百病丛书

热敏灸疗法

著　　者：陈日新　熊　俊　谢丁一
出版发行：人民卫生出版社（中继线 010-59780011）
地　　址：北京市朝阳区潘家园南里 19 号
邮　　编：100021
E - mail：pmph @ pmph.com
购书热线：010-59787592　010-59787584　010-65264830
印　　刷：三河市博文印刷有限公司
经　　销：新华书店
开　　本：710×1000　1/16　**印张：**11　**插页：**2
字　　数：203 千字
版　　次：2014 年 8 月第 1 版　2024 年 1 月第 1 版第 11 次印刷
标准书号：ISBN 978-7-117-18558-5/R · 18559
定　　价：28.00 元
打击盗版举报电话：010-59787491　E-mail：WQ @ pmph.com
（凡属印装质量问题请与本社市场营销中心联系退换）

作者简介

陈日新　硕士研究生毕业后至今在江西中医学院从事针灸临床与教学科研工作，主持国家、部、省、厅级针灸科研项目 15 项，获得省级鉴定科研成果 8 项，国家与省级教学成果 3 项，专利 2 项，部级科技进步奖 1 项，省科技进步奖一等奖与三等奖各 1 项，省教育厅优秀教学成果奖一等奖与二等奖各 1 项，国家级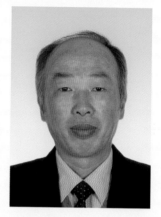荣誉奖 3 项。获得"江西省突出贡献人才，江西省高等学校首届与历届中青年学科带头人"，"全国优秀教师"，"全国卫生系统先进工作者"等荣誉称号。现任江西中医药大学灸学院院长，附属医院副院长，江西热敏灸医院院长，中国针灸学会常务理事，江西省针灸学会会长。

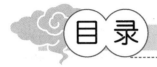

目 录

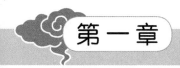

热敏灸疗法概说

第一节　热敏灸疗法的概念

　　热敏灸疗法是选择热敏的腧穴,施给消敏的灸量进行悬灸以提高疗效的一种灸疗新技术。换言之,热敏灸,灸在体表,热在体内! 热敏灸疗法实现了针刺疗法所要求的"气至病所"、"气至而有效,效之信,若风之吹云,明乎若见苍天"的神奇现象与疗效! 即"一根微细的艾条,一点微弱的热量,作用于人体体表微小的特殊部位,施以微妙的手法操作,顿时,一股温暖舒适的感觉,直奔病所,病症慢慢开始缓解"。

　　传统的悬灸疗法是以固定经穴为灸位,局部与表面的温热为灸感,每穴艾灸时间没有个体化的明确灸量指征,其结果是临床灸疗疗效的潜力未能发挥。热敏灸疗法与传统温和灸疗法一样,都是对准穴位"悬空"而灸的悬灸疗法,但有以下本质的不同。

一、灸感不同

　　灸感即施灸时患者的自我感觉。对于悬灸疗法,艾热作用于体表,自然产生热感。针刺疗法的精髓与灵魂是"刺之要,气至而有效",即激发经气,气至病所。热敏灸强调要求施灸过程中产生透热、扩热、传热、局部不(微)热远部热、表面不(微)热深部热、非热觉等6种热敏灸感和经气感传,气至病所,而传统悬灸仅有局部和表面的热感。

二、灸位不同

　　灸位即施灸部位,热敏灸是在热敏穴位上施灸,热敏穴位对艾热异常敏感,最易激发经气感传,产生小刺激大反应;而传统悬灸由于未认识到穴位有敏化态与静息态之别,因此不要求辨别与选择热敏穴位施灸,因此激发经气感传的效率较低。

三、灸量不同

灸量即艾灸的每次有效作用剂量。艾灸剂量由艾灸强度、艾灸面积、艾灸时间三个因素组成,在前两个因素基本不变的情况下,艾灸剂量主要由艾灸时间所决定。在施行热敏灸疗法时,每穴的施灸时间不是固定不变的,而是因人因病因穴而不同,是以个体化的热敏灸感消失为度的施灸时间,这是患病机体自身表达出来的需求灸量,所以是最适的个体化充足灸量即饱和消敏灸量。而传统悬灸的灸量每次每穴一般从 10 分钟到 15 分钟,或者以局部皮肤潮红为度,往往达不到治疗个体化的最佳灸量。

四、灸效不同

20 年的研究表明,由于热敏灸激发经气,气至病所,实现古人"气至而有效"的要求,因此热敏灸的疗效较传统悬灸疗法有大幅度提高。尤其对以下病症有良好疗效:支气管哮喘、过敏性鼻炎、功能性消化不良、肠易激综合征、功能性便秘、原发性痛经、慢性盆腔炎症、阳痿、面瘫、颈椎病、腰椎间盘突出症、膝关节骨性关节炎、肌筋膜疼痛综合征等。

第二节 热敏灸疗法的规律

我们从 20 年的灸疗临床研究中认识到以下四条灸疗热敏规律,进而大幅度提高了灸疗临床疗效。

一、灸材热敏规律

能够高效激发经气,发动感传的材料就是最佳的灸材。我们研究了多种材料作为灸材,比较它们激发经气的效率与临床疗效。发现艾材产生的艾热最易激发经气,发动感传,疗效最好。因此,热敏灸的最佳热刺激为艾热刺激。

二、灸位热敏规律

热敏穴位是最佳施灸部位。我们分别研究了艾灸热敏穴位与非热敏穴位治疗如骨性膝关节炎、肌筋膜疼痛综合征、颈椎病、腰椎间盘突出症、感冒、面瘫、功能性消化不良、肠易激综合征、男性性功能障碍、痛经、盆腔炎、支气管哮喘、中风等病症的疗效差异,结果表明,由于热敏穴位最易激发经气,发动感传,因此疗效更好。

三、灸量热敏规律

每次每穴的施灸剂量,以该穴热敏灸感消失为最佳灸疗剂量(即消敏剂量)。这是个体化的最佳充足剂量,因人而异,因病而异,因穴而异,这是保证热敏灸临床疗效的关键之一。每次给予艾热刺激的量最终取决于敏化态穴位的消敏或脱敏量,达到这个剂量灸疗疗效明显提高,这时穴位的热敏态转化为消敏态(即非热敏态)。通常艾灸剂量由艾灸强度、艾灸面积、艾灸时间三个因素组成,在前两个因素基本不变的情况下,艾灸剂量主要由艾灸时间所决定。在施行热敏灸疗法时,每穴的施灸时间不是固定不变的,而是因人因病因穴而不同,是以个体化的热敏灸感消失所需时间为度。

四、灸效适应证热敏规律

凡是出现穴位热敏的病症就是产生灸效的最佳适应证。我们20年的灸疗临床研究表明"灸之要,气至而有效",即艾灸能够像针刺一样激发经气,发动感传,而且必须激发经气,发动感传才能提高疗效。由于艾灸热敏穴位能高效激发经气,发动感传,因此凡是出现穴位热敏的病症就是灸效的最佳适应证。我们临床研究表明非热敏穴位艾灸也能产生一定疗效,但热敏穴位艾灸能大幅度提高疗效。尤其对于初诊的灸疗患者,这条规律对于指导我们正确把握灸疗适应证,预测灸疗疗效有重要临床价值。

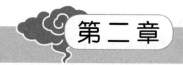

第二章

热敏灸疗法的理论基础

第一节　穴位的概念

　　针灸疗法是采用针灸等手段刺激穴位,通过激发经气活动来调整人体紊乱的生理生化功能,从而达到防病治病目的的一种治疗方法。取穴准确与否直接影响针灸的临床疗效。那么穴位是什么?人类在长期的医疗实践中发现:人体有病时,在体表的某些部位会发生一些可以被观察到或感觉到的各种改变。这些改变包括形态改变和功能改变。形态改变如皮下组织和肌肉处出现条索状、结节状改变,皮肤出现皮疹、浅表血管改变和色泽改变等;功能改变如对来自外界的刺激敏感程度发生改变、低电阻和皮肤温度改变等。这些改变有的单独存在,有的相互并存,伴随疾病的发生而出现,随疾病变化而变化,随疾病痊愈而消失。这种伴随疾病变化的体表反应部位(或称疾病反应点)就是穴位概念的最早起源。同时也发现,抚摸、按压、叩打这些反应部位可以减轻病痛。长期这种经验的积累最后逐渐形成了穴位的概念。目前人们还不能从形态方面来认识穴位,只能从功能上来描述。在生理状态下,人们并不能感觉到穴位的存在,但是在病理状态下,与疾病相关的穴位就会出现能感觉到的变化。虽然我们目前还不了解穴位的本质,但已掌握了穴位调控人体功能的许多规律。可以这样认为,穴位就是个体化、动态的、敏化态的疾病体表反应部位,同时也是调控人体功能达到防病治病目的针灸刺激部位。正如《灵枢·背腧》所说穴位:"欲得而验之,按其处,应在中而痛解,乃其腧也。"

第二节　穴位热敏化现象、特征及规律

　　穴位热敏是一种新发现的疾病体表反应现象。我们在长达 20 年的灸疗

临床实践中,观察到人体在疾病或亚健康状态下,相关穴位会发生热敏。对热敏穴位艾灸时会表现出一些奇异的灸感现象。第一是透热:灸热从施灸点皮肤表面直接向深部组织穿透,甚至直达胸腹腔脏器;第二是扩热:灸热以施灸点为中心向周围扩散;第三是传热:灸热从施灸点开始沿某一路线向远部传导,甚至到达病所;第四是局部不(微)热远部热:施灸部位不(或微)热,而远离施灸的部位感觉甚热。第五是表面不(微)热深部热:施灸部位的皮肤不(或微)热,而皮肤下深部组织甚至胸腹腔脏器感觉甚热;第六是产生其他非热感觉:施灸(悬灸)部位或远离施灸部位产生酸、胀、压、重、痛、麻、冷等非热感觉。上述灸感传导之处,病症随之而缓解。如悬灸风门穴,热胀感向肩部传导,多年肩痛立即缓解;悬灸阳陵泉穴,热胀感向腰部传导,多年腰部困重紧痛感立即缓解;悬灸三阴交穴,热流传至下腹部,几次治疗后盆腔积液明显改善;悬灸天枢穴,热流直透腹腔,几次治疗后,多年紊乱的肠功能明显改善。以上现象的发生有一个共同的特征,就是相关穴位对艾热异常敏感,产生一个"小刺激大反应"(其他非相关穴位对艾热仅产生局部和表面的热感)。我们称这种现象为穴位热敏现象,这些穴位称为热敏穴位。

在疾病状态下,穴位发生热敏有以下特征,这是探查和判断热敏穴位的标志。

一、透热

灸热从施灸穴位皮肤表面直接向深部组织穿透,甚至直达胸、腹腔脏器。

二、扩热

灸热以施灸穴位为中心向周围片状扩散。

三、传热

灸热从施灸穴位开始循经脉路线向远部传导,甚至到达病所。

四、局部不(微)热远部热

施灸部位不(或微)热,而远离施灸的部位感觉甚热。

五、表面不(微)热深部热

施灸部位的皮肤不(或微)热,而皮肤下深部组织甚至胸腹腔脏器感觉甚热。

六、其他非热感觉

施灸(悬灸)部位或远离施灸部位产生酸、胀、压、重、痛、麻、冷等非热感觉。

热敏穴位在艾热的刺激下,会产生以上 6 种灸感,只要出现以上一种或一种以上灸感就表明该穴位已发生热敏化,即为热敏穴位。

穴位发生热敏有以下规律:

一、穴位热敏现象具有普遍性

通过对颈椎病、腰椎间盘突出症、膝关节骨性关节炎、肌筋膜疼痛综合征、支气管哮喘、慢性支气管炎、非溃疡性消化不良、功能性便秘、肠易激综合征、排卵障碍性不孕、慢性盆腔炎、痛经、周围性面瘫等 20 种疾病以及健康人对照的穴位热敏普查的研究,结果表明,在疾病状态下,穴位热敏现象的出现率为 70%,明显高于健康人的 10%。寒证、湿证、瘀证、虚证患者居多,急性病和慢性病均可出现。疾病痊愈后穴位热敏出现率下降为 10% 左右。表明人体在疾病状态下,体表穴位发生热敏具有普遍性,与疾病高度相关。

二、穴位热敏部位具有动态性

以周围性面瘫、腰椎间盘突出症、膝关节骨性关节炎、肌筋膜疼痛综合征、支气管哮喘、痛经、排卵障碍性不孕等 7 种疾病患者为研究对象,将 469 个热敏穴位与经穴作对比研究,结果表明,其出现部位呈现出时变的特征,随病情变化而变化。动态的热敏穴位与部位固定的经穴重合率仅为 48.76%,与压痛点的重合率为 34.75%。表明热敏穴位的出现部位仅可以经穴或压痛点为参照坐标系来粗定位,而准确定位必须以热敏灸感为标准。正如《灵枢·九针十二原》所说:"所言节者,神气之所游行出入也,非皮肉筋骨也。"《灵枢·背腧》所说:"胸中大腧在杼骨之端,肺腧在三焦之间,心腧在五焦之间,膈腧在七焦之间,肝腧在九焦之间,脾腧在十一焦之间,肾腧在十四焦之间,皆挟脊相去三寸所,则欲得而验之,按其处,应在中而痛解,乃其腧也"。

三、穴位热敏分布具有证候相关性

我们的研究发现:穴位发生热敏有其自身的分布规律,如周围性面瘫,热敏常发生在翳风穴;功能性便秘,热敏常发生在大肠俞;痛经,热敏常发生在关元;过敏性鼻炎,热敏常发生在上印堂。我们已经研究和初步认识了神经系统、运动系统、消化系统、呼吸系统、生殖系统等的 20 余种疾病穴位热敏分布部位的高发区,其分布规律与中医的证候高度相关。

四、艾灸热敏穴位发动经气感传具有高效性

通过对面瘫、三叉神经痛、颈椎病、腰椎间盘突出症、膝关节骨性关节炎、肌筋膜疼痛综合征、慢性支气管炎、支气管哮喘、非溃疡性消化不良、功能性便秘、肠易激综合征、排卵障碍性不孕、痛经和勃起功能障碍共 14 种病症,540例患者艾灸热敏穴位激发经气感传研究,结果表明,艾灸热敏穴位的经气感传出现率达 94.0%,而悬灸非热敏穴位的经气感传出现率仅约 23.5%,有非常显著性统计学差异。表明悬灸热敏穴位能高效发动经气感传,是实现"气至而有效,效之信,若风之吹云,明乎若见苍天"的切入点。

第三节 艾灸疗法的作用及其适应证

艾灸疗法是用艾叶制成的艾灸材料产生艾热刺激体表穴位或特定部位,通过激发经气的活动来调整人体紊乱的生理生化功能,从而达到防病治病目的的一种治疗方法。艾灸疗法具有温通经脉,调和气血,平衡阴阳的作用,应用历史悠久。在战国时代成书的《素问·异法方宜论》就有"北方者,天地所闭藏之域也,其地高陵居,风寒冰冽,其民乐野处而乳食,藏寒生满病,其治宜灸焫,故灸焫者,亦从北方来"的记载。艾灸疗法应用范围广泛,病症无论寒热、虚实、阴阳、表里均可施灸,治疗效果好,易学易用,成本低廉,安全有效,操作简便,灸处温暖舒适,深受广大患者的欢迎。艾灸疗法广泛应用于临床各科疾病的治疗与保健中,具有以下作用。

一、温经散寒,行气通络

气血的运行,遇寒则凝,得温则散,故一切气血凝涩、经络痹阻的疾病,均可用艾灸来温经通络、散寒除痹,达到治疗目的。

二、扶阳固脱,升阳举陷

阳气虚弱不固,轻者下陷,重者虚脱。艾叶性属纯阳,火本属阳,两阳相加,可益气温阳,升阳举陷,扶阳固脱。临床上阳气虚脱、气虚下陷等病症均可以用艾灸疗法来治疗。

三、泄热拔毒,消瘀散结

早在《黄帝内经》中就有艾灸治疗痈肿的记载,《备急千金要方》中进一步指出灸法具有宣泄脏腑实热的作用,说明热症用灸并非是禁忌。《医学入门》指出:"热者灸之,引郁热之气外发,火就燥之义也",而且在《医宗金鉴》中亦

认为艾灸能开结拔毒,所以,"热症可灸"具有理论与临床依据。气血遇寒,凝涩为瘀。艾灸能温阳行气,气行则瘀散,血得温则行,故艾灸能消瘀散结。

四、防病保健,延年益寿

"治未病"是中医学的重要学术思想,艾灸除了治疗作用外,还具有预防疾病、保健延年的功效。《黄帝内经》中提出"犬所啮之处灸三壮,即以犬伤法灸之",《针灸大成》中也认为艾灸能预防中风,《扁鹊心书》则明确提出,人无病时,常灸关元、气海、命门等穴,能延年益寿,民间亦有"三里灸不绝,一切灾病息"之说。现代研究也表明,艾灸确能提高机体免疫能力,从而达到防病保健、延年益寿的功效,可见艾灸具有预防疾病的功效。

艾灸热刺激是一种非特异性刺激,通过激发体内固有的调节系统(即经气系统)功能,使失调、紊乱的生理生化过程恢复正常。因此艾灸作用并不是艾灸刺激直接产生,而是通过体内介导的固有调节系统所产生,这就决定了艾灸作用是调节作用,并具有以下特点。

一、双向调节

艾灸的双向调节特点是指艾灸穴位能产生兴奋或抑制的双重效应。当适宜的艾灸刺激作用于机体,其效应总是使偏离正常生理状态的生理生化功能朝着正常生理状态方向发展转化,使紊乱的功能恢复正常。即在机体功能状态低下时,艾灸可使之增强;功能状态亢进时又可使之降低,但对正常生理功能无明显影响。艾灸的双向调节特点,是艾灸疗法无毒副反应的根本原因。

二、整体调节

艾灸的整体调节特点包括两方面含义:一是指艾灸穴位可在不同水平上同时对多个器官、系统功能产生影响,如针刺麻醉,在产生针刺镇痛效应时,同时增强机体相关调节功能,减少术中对生理功能的干扰,又调节免疫,促进术后恢复;二是指艾灸对某一器官功能的调节作用,是通过该器官所属系统甚至全身各系统功能的综合调节而实现的,如艾灸通过调整交感神经和迷走神经张力,分别调整胃肠动力、调整胃酸分泌、保护胃肠黏膜等,从而治疗胃和十二指肠溃疡。艾灸对机体各系统、各器官功能几乎均能发挥多环节、多水平、多途径的综合调节作用。艾灸的整体调节特点是艾灸具有广泛适应证的基本原因。

三、品质调节

艾灸的品质调节特点是指艾灸具有提高体内各调节系统品质(调节系统

品质是量度调节系统调节能力大小的一个参量），增强自身调节能力以维持各生理生化参量稳定的作用。

机体内存在着一系列维持内环境各生理生化参量相对稳定的复杂调节系统，主要是神经—内分泌—免疫调节系统。能对各种影响内环境稳定的干扰作出主动的调节反应以维持内环境稳定。艾灸正是通过激发或诱导体内这些调节系统，调动体内固有的调节潜力，提高其调节品质，增强其调节能力，从而产生双向调节效应、整体调节效应和自限调节效应，使紊乱的生理生化功能恢复正常。从艾灸刺激到艾灸效应，两者不是直接联系，其中艾灸效应由体内各种调节系统介导。

艾灸的这一品质调节作用揭示了艾灸对偏离正常态的紊乱生理功能呈现双向调节效应，而对正常态生理功能无明显影响这一现象的深层次答案：即艾灸对正常态生理功能无影响，并不是对正常态机体功能无作用。无论对机体正常态或病理态，艾灸都提高了体内调节系统的调节品质，增强了调节能力，但对不同机体状态表现不同。对病理态呈现双向调节作用（治病作用），而对正常态呈现防病保健作用，表现为对随后受到的干扰因素（致病因素）引起的机体功能紊乱偏离度显著减少。经常艾灸足三里穴可以增强机体免疫力，提高机体防病能力就是艾灸品质调节作用的体现。艾灸的品质调节作用是艾灸防病保健作用的内在机制，具有重要的理论与临床意义，是一块待开垦的新领域。

四、自限调节

艾灸的自限性调节特点包括两方面含义：一是指艾灸的调节能力与针刺疗法一样，都是有限度的，只能在生理调节范围内发挥作用；一是指艾灸的调节能力必须依赖于有关组织结构的完整与潜在的功能储备。因为艾灸治病的机制是通过激发或诱导机体内源性调节系统的功能，使失调、紊乱的生理生化过程恢复正常，这在本质上就是生理调节，这就决定了艾灸作用具有以上的自限性。如针刺麻醉中的镇痛不全，这是针刺镇痛的固有"本性"。又如对某些功能衰竭或组织结构发生不可逆损害，或某些物质缺乏的患者，艾灸就难以奏效。了解艾灸调节的自限性，有利于我们正确认识艾灸的适应证与合理应用艾灸疗法，从而提高临床疗效。

艾灸疗法是用艾叶制成艾灸材料产生的艾热刺激体表穴位或特定部位，通过激发经气的活动来调整人体紊乱的生理生化功能，从而达到防病治病目的的一种治疗方法。"经气所过，主治所及"，因此艾灸对寒证、热证、表证、里证、虚证与实证均有效。

一、寒湿入体，灸优于针

寒邪收引，湿性凝滞，寒湿为邪，经络闭阻，而艾灸疗法深具温经通络、祛湿散寒的作用,可用于治疗寒凝湿滞、经络痹阻引起的各种病症。在治疗上,由于寒湿引起的病症中应以艾灸疗法为主,取其"以阳制阴"之意,可收事半功倍之效。

二、阳虚病症,灸贵于针

艾叶为纯阳之品,性温通经络;艾火温热,可直达经络,补虚起陷。因此,对于以阳虚为主的病症,用艾灸治疗能温补阳气、升阳举陷,使火气助元气,以达助阳治病之功。

三、瘀血阻络,灸之所宜

寒邪凝涩,血运不畅成瘀,或气滞血瘀、血虚成瘀等,阻滞经络。艾灸能温经通阳,温运气血,气行则血行,血行则瘀散,故治疗瘀血阻络,艾灸能化瘀通络,取其"温通"效应。

四、气阴不足,亦可用灸

金元四大家之一朱丹溪认为热证用灸,乃"从治"之意,之所以用于阴虚证的治疗,是因灸有补阳之功效,而"阳生则阴长"也。气虚、阴虚者,用灸法以热补气,使脾胃气盛,运化正常,则气阴得补,此为"以阳化阴"之意,故气阴亏虚之证亦可用灸。

五、热毒之证,亦可灸之

历代有不少医家提出热证禁灸的观点,如汉代张仲景指出热证灸治可引起不良后果,并告诫人们无论是阳盛的热证或是阴虚的热证,均不可用灸法。清代医家王孟英还提出了"灸可攻阴"之说,把灸法用于热证,视为畏途。近代艾灸教材也有把热证定为禁灸之列,有些人甚至认为"用之则犹如火上添油,热势更炽"。然而,通考《黄帝内经》全文,并无"发热不能用灸"的条文与字样,却有"热病二十九灸"之说;又《素问·六元正纪大论》认为"火郁发之",灸法可以使血脉扩张,血流加速,腠理宣通,从而达到"火郁发之",散热退热与祛邪外出的目的;明代龚居中在其《红炉点雪》一书中,更是明确指出灸法用于寒热虚实诸证,无往不利。因此,艾灸疗法并非"以火济火",而恰恰是"热能行热"。故火热之症,亦可灸之。

第四节　热敏灸感与临床疗效的关系

灸感,指施灸时患者的自我感觉。对于悬灸疗法,艾热作用于体表,自然产生热感。但由于穴位的不同,穴位与非穴位的不同,穴位功能状态(静息态与敏化态或称开与合态)的不同,艾灸的热感类型也不同。健康人体由于穴位处于静息态,艾灸通常产生皮肤局部和表面的热感。但是人体在疾病状态下,当穴位处于热敏化态时,艾灸通常产生以下6种特殊感觉:第一是透热,灸热从施灸点皮肤表面直接向深部组织穿透,甚至直达胸腹腔脏器;第二是扩热,灸热以施灸点为中心向周围扩散;第三是传热,灸热从施灸点开始循经脉路线向远部传导,甚至到达病所;第四是局部不(微)热远部热,施灸部位不(或微)热,而远离施灸的部位感觉甚热;第五是表面不(微)热深部热,施灸部位的皮肤不(或微)热,而皮肤下深部组织甚至胸腹腔脏器感觉甚热;第六是产生其他非热感觉,施灸(悬灸)部位或远离施灸部位产生酸、胀、压、重、痛、麻、冷等非热感觉。我们通常称前者(局部和表面的热感)为普通灸感,称后者(6种特殊感觉)为热敏灸感。热敏灸感是经气激发与传导时产生的多种特殊感觉,是经气激发与传导的标志。热敏灸感的激发是提高艾灸疗效的前提!由于不同热敏灸感携带了不同的艾灸信息,破译其密码含义从而辨敏施灸则是提高艾灸疗效的关键!

针刺疗法的精髓与灵魂是《灵枢·九针十二原》所训:"刺之要,气至而有效,效之信,若风之吹云,明乎若见苍天,刺之道毕矣",即激发经气,气至病所。古代医家已把激发经气,促进气至病所作为提高针灸疗效的一种积极手段。《三国志》在描述东汉名医华佗行针治病时说"下针言,当引某许,若至语人,病者言,已到,应便拔针,病亦行差"这就是对经气感传与针刺疗效关系的生动描述。《针灸大成》中所说的"有病道远者必先使气直到病所"就是一个尽人皆知的著名论断。强调行针治病时务必使气直到病所。近40年来,我国学者的研究结果已经表明:经气感传活动是人体经气运行的表现,是人体内源性调节功能被激活的标志。针刺疗效与经气感传显著程度密切相关,经气感传愈显著,针刺疗效也愈好。采用激发经气感传,促进气至病所的方法,对治疗一些西医学棘手的病症已收到意想不到的效果。

热敏灸感是指艾热悬灸热敏穴位(即热敏灸)时产生的透热、扩热、传热、局部不(微)热远部热、表面不(微)热深部热、非热感觉等特殊感觉。这与针刺产生的经气感传活动一样,热敏灸感也是人体经气激发与运行的表现,是人体内源性调节功能被激活的标志,因此热敏灸感的产生预示着能显著提高艾灸疗效。近年来我们对肌筋膜疼痛综合征、膝关节骨性关节炎与腰椎间盘突出症等进行了辨敏施灸与辨证施灸的灸疗疗效比较研究,表明热敏灸感的产生能显著提高艾灸疗效。如热敏灸治疗肌筋膜疼痛综合征的显效率从24.0%提高到86.0%,热敏灸治疗膝关节骨性关节炎的显效率从21.05%提高到80.95%,热敏灸治疗腰椎间盘突出症的显效率从41.0%提高到82.0%。

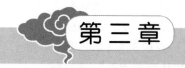

第三章

热敏灸疗法的技术要点

第一节　热敏穴位的探查

　　热敏灸疗法操作的第一步是探查明确热敏穴位的准确位置,这是产生热敏灸独特疗效的前提。探查热敏穴位必须熟悉认识热敏灸感,选择合适的艾灸材料,采用正确的艾灸方式。热敏穴位的最佳刺激方式为艾条悬灸,故选择艾条作为热敏穴位探查的灸材。保持环境安静,环境温度保持在20～30℃为宜。患者选择舒适体位,充分暴露探查部位,肌肉放松,均匀呼吸,集中注意力于施灸部位,体会在艾灸探查过程中的感觉。

　　热敏穴位是疾病在体表的特定反应部位,它直接或间接地反映疾病的部位、性质和病理变化。不同疾病的热敏穴位出现部位是不同的,操作上可从粗定位到细定位二步法来探查。

一、热敏穴位的粗定位

　　热敏穴位的粗定位是指疾病状态下,相关穴位发生热敏化的高概率大致区域。穴位发生热敏化是有规律的,即有其高发部位。如感冒,过敏性鼻炎的热敏穴位高发部位在上印堂区域;支气管哮喘的热敏穴位高发部位在肺俞区域;面瘫的热敏穴位高发部位在翳风区域(详见治疗篇内容)。首先了解这一点,使我们能针对性地在某一个或几个狭小区域对热敏穴位进行准确定位或细定位。

二、热敏穴位的细定位

　　热敏穴位在艾热的刺激下,会产生以下6种灸感,只要出现以下一种或一种以上灸感就表明该穴位已发生热敏化,即为热敏穴位。产生这种灸感的部位即为热敏穴位的准确定位。

1. 透热 灸热从施灸穴位皮肤表面直接向深部组织穿透,甚至直达胸、腹腔脏器。

2. 扩热 灸热以施灸穴位为中心向周围片状扩散。

3. 传热 灸热从施灸穴位开始循经脉路线向远部传导,甚至到达病所。

4. 局部不(微)热远部热 施灸部位不(或微)热,而远离施灸的部位感觉甚热。

5. 表面不(微)热深部热 施灸部位的皮肤不(或微)热,而皮肤下深部组织甚至胸腹腔脏器感觉甚热。

6. 其他非热感觉 施灸(悬灸)部位或远离施灸部位产生酸、胀、压、重、痛、麻、冷等非热感觉。

细定位的探查手法有4种。

1. 回旋灸 用点燃的艾条的一端与施灸部位距离皮肤3cm左右,不固定地反复旋转施灸,以患者感觉施灸部位温热潮红为度。有利于温热施灸部位的气血(图3-1)。

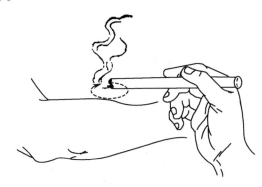

图3-1 回旋灸

2. 循经往返灸 用点燃的艾条在患者体表,距离皮肤3cm左右,沿经脉方向循行往返匀速移动施灸,以患者感觉施灸路线温热潮红为度。循经往返灸有利于疏通经络,激发经气(图3-2)。

3. 雀啄灸 用点燃的艾条的一端与皮肤不固定在一定的距离,像鸟雀啄食一样,一上一下活动的施灸。雀啄灸有利于施灸部位进一步加强敏化,从而为局部的经气激发,产生灸性感传奠定基础(图3-3)。

4. 温和灸 用艾条的一端点燃,对准穴位或患处,约距皮肤3cm左右施灸,使局部有热感而无灼痛为宜。温和灸有利于施灸部位进一步激发经气,发动感传(图3-4)。

热敏穴位的探查手法通常是上述3种手法的密切配合。按上述顺序每种操作1分钟,反复重复上述手法,灸至皮肤潮红为度,一般2~3遍即可。然后

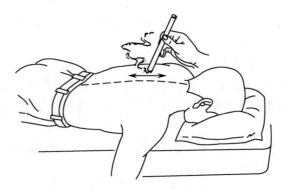

图 3-2　循经往返灸

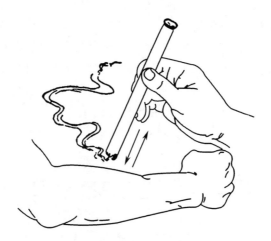

图 3-3　雀啄灸

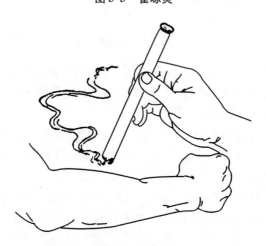

图 3-4　温和灸

再施行温和灸手法。在此过程中,患者要集中注意力,细心体会施灸部位的灸感变化,当出现上述六种热敏感觉中的任何一种时,应及时告知施灸者。这时热敏灸感的产生部位即为热敏穴位的准确部位。

有些患者慢性疾病处于疾病稳定期,穴位热敏化可能为迟发型,可采用以下强壮穴的温和灸激发方法来提高患者整体经气水平,然后采用上述手法再进行探查。常用的强壮穴位有神阙、关元、大椎、肾俞、足三里等,每次施灸时间为 40 分钟左右,每天 1 次,一般 4~6 次。

第二节　热敏灸的选穴原则

在所有探查出来的热敏穴位中,按照如下原则选取最佳的热敏穴进行热敏灸操作。

1. 以出现热觉灸感经过,或直达病变部位的热敏穴位为首选热敏穴位。

2. 以出现非热灸感的热敏穴位为首选热敏穴位,而痛感又优于酸胀感。

3. 以出现较强的热敏灸感的热敏穴位为首选热敏穴位。

第三节　热敏灸的施灸方法

热敏灸疗法采用艾条悬灸的方法,可分为单点温和灸、双点温和灸、三点温和灸、接力温和灸、循经往返灸。

一、单点温和灸

将点燃的艾条对准已经施行上述 3 个步骤的热敏穴位部位,在距离皮肤 3cm 左右施行温和灸法,以患者无灼痛感为度。此种灸法有利于激发施灸部位的经气活动,发动灸性感传,开通经络。施灸时间以热敏灸感消失为度(见下述施灸剂量),不拘固定的时间(图 3-5)。

二、双点温和灸

即同时对两个热敏穴位进行艾条悬灸操作,分单手双点温和灸和双手双点温和灸。操作手法包括回旋灸、雀啄灸、循经往返灸、温和灸。双点灸有利于传导经气,开通经络。临床操作以热敏灸感消失为度,不拘固定的施灸时间(图 3-6、图 3-7)。

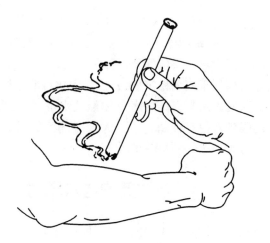

图 3-5　单点温和灸

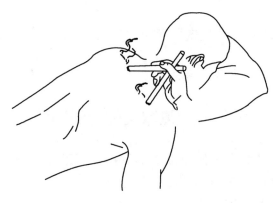

图 3-6　单手双点温和灸

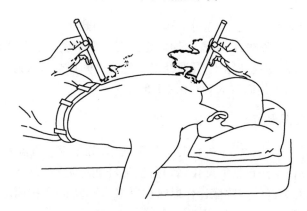

图 3-7　双手双点温和灸

三、三点温和灸

包括三角灸和 T 形灸,即同时对三个热敏穴位进行艾条悬灸操作。操作手法包括回旋灸、雀啄灸、循经往返灸、温和灸。三点灸的适用部位为颈项部、背腰部、胸腹部,如风池(双)与大椎、肾俞(双)与腰阳关、天枢(双)与关元等。三点灸有利于接通经气,开通经络。临床操作也以热敏灸感消失为度(图 3-8、图 3-9)。

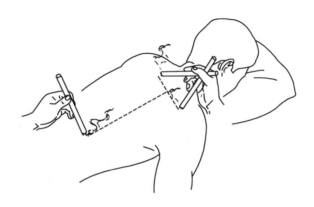

图 3-8　T 形温和灸

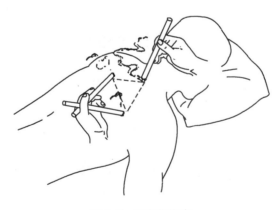

图 3-9　三角温和灸

四、接力温和灸

在上述灸法的基础上,若已经找到发生热敏的穴位,如果灸感传导并不理想,可以在感传路线上远离这个穴位的另一点施行艾灸,这样可以延长感传的距离(图3-10)。

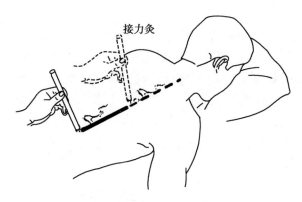

图 3-10 接力温和灸

五、循经往返灸

此法既可用于探查穴位,同时也是治疗常用的手法。是用点燃的艾条在患者体表距离皮肤3cm左右,沿经脉循行往返匀速移动施灸,以患者感觉施灸路线温热为度。循经往返灸有利于疏导经络,激发经气。此法适用于正气不足,感传较弱的患者,如中风患者可在偏瘫一侧施行此法。

第四节 热敏灸的灸量及操作流程

艾灸剂量由艾灸强度、艾灸面积、艾灸时间三个因素组成,在前两个因素基本不变的情况下,艾灸剂量主要由艾灸时间所决定。在施行热敏灸疗法时,每穴的施灸时间不是固定不变的,而是因人因病因穴不同而不同,是以个体化的热敏灸感消失为度的施灸时间。不同热敏穴位施灸时从热敏灸感产生[透热、扩热、传热、局部不(微)热远部热、表面不(微)热深部热、其他非热感觉]至热敏灸感消失所需要的时间是不同的,从10分钟至200分钟不等,这是热敏穴位的最佳个体化施灸剂量,达到这个剂量灸疗疗效明显提高,这时穴位的热敏态转化为消敏态(即非热敏态)。

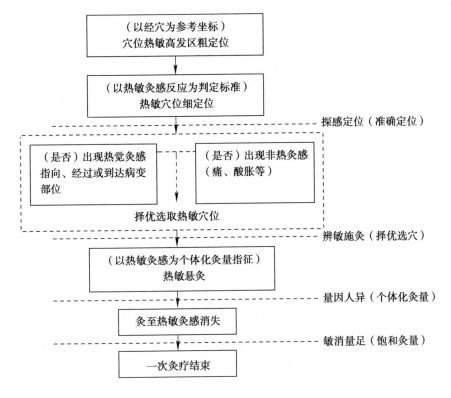

第五节 热敏灸的适应证及注意事项

临床上凡是出现热敏穴位的疾病,无论热证、寒证,或是虚证、实证,均是热敏穴位灸疗法的适应证。

热敏穴位灸对下列病症能明显提高疗效:膝关节骨性关节炎、肌筋膜疼痛综合征、颈椎病、腰椎间盘突出症、感冒、面瘫、功能性消化不良、肠易激综合征、男性性功能障碍、痛经、慢性盆腔炎、过敏性鼻炎、支气管哮喘、缺血性中风等。

为了保证其安全有效,必须注意以下事项。

1. 施灸时,应详细了解操作过程,打消对艾灸的恐惧感或紧张感。

2. 施灸时,应根据年龄、性别、体质、病情,采取舒适的并能充分暴露施灸部位的体位。

3. 施灸剂量根据病情不同,个体不同而各不相同。

4. 婴幼儿、昏迷患者、感觉障碍、皮肤溃疡处、肿瘤晚期、出血性脑血管疾病(急性期)、血液病、大量吐(咯)血、孕妇的腹部和腰骶部禁灸。

5. 过饥、过饱、过劳、酒醉等,不宜施灸。

6. 艾灸局部出现水泡,水泡较小时,宜保护水泡,勿使破裂,一般数日即可吸收自愈。如水泡过大,用注射器从水泡下方穿入,将渗出液吸出后,从原穿刺孔注入适量庆大霉素注射液,并保留 5 分钟左右,再吸出药液,外用消毒敷料保护,一般数日可痊愈。

7. 施艾灸时,要注意防止艾火脱落灼伤患者,或烧坏衣服被褥等物。

8. 治疗结束后,必须将燃着的艾条熄灭,以防复燃。

第六节　热敏灸"十六字诀"

热敏灸的操作技术关键可用十六字来概括:探感定位、辨敏施灸、量因人异、敏消量足。前两句是有关施灸部位的操作技术关键,后两句是有关施灸剂量的操作技术关键。

一、探感定位

热敏灸在穴位选取上和传统选穴不同,是以感觉法确定最佳施灸部位,即六种热敏灸感的出现部位为最佳施灸部位,因此需要以艾热为刺激源探查不同部位的灸感从而确定热敏穴位作为施灸部位。

二、辨敏施灸

不同热敏灸感携带了不同的艾灸信息,尽管表明这些穴位都是热敏穴位,但有首选与后选,主选与次选之分,这些需要我们分析、辨别。如以出现热敏灸感经过,或直达病变部位的热敏穴位为主选热敏穴位;以出现非热灸感的热敏穴位为主选热敏穴位,而非热灸感中又以痛感优于酸胀感;以出现较强的热敏灸感的热敏穴位为首选热敏穴位。在上述敏化穴位的分析辨别基础上从而采用相应的悬灸方法施灸。

三、量因人异

艾灸剂量由艾灸强度、艾灸面积、艾灸时间三个因素组成,在前两个因素基本不变的情况下,艾灸剂量主要由艾灸时间所决定。在施行热敏灸疗法时,每穴的施灸时间不是固定不变的,而是因人因病因穴而不同,是以个体化的热敏灸感消失为度的施灸时间。不同热敏穴位施灸时从热敏灸感产生[透热、扩热、传热、局部不(微)热远部热、表面不(微)热深部热、其他非热感觉]至热敏感消失所需要的时间是不同的,从 10 分钟至 200 分钟不等,这就是热敏穴位的最佳个体化施灸剂量,

四、敏消量足

热敏灸疗法强调每次艾灸要达到个体化的消除穴位敏化状态的饱和灸量,这是保证热敏灸临床疗效的关键之一,每次给予艾热刺激的量最终取决于热敏化态穴位的消敏或脱敏剂量,达到这个剂量灸疗疗效明显提高,这时穴位的热敏态转化为消敏态(即非热敏态)。这个艾灸剂量就是这个热敏穴位的最佳充足剂量。

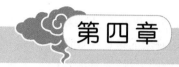

第四章

热敏灸疗法的常用穴位

第一节　头颈部常用穴位

一、头窍阴

头窍阴属足少阳胆经,足少阳、太阳之会。《针灸甲乙经》名窍阴;《圣济总录》名首窍阴;《针灸资生经》名头窍阴;一名枕骨。

【穴位定位】

在头部,当耳后乳突的后上方,天冲与完骨的中三分之一与下三分之一交点处。

【主治病症】

头痛,眩晕,颈项强痛,胸胁痛,口苦,耳鸣,耳聋,耳痛。

【常用配伍】

配强间治头痛;配支沟、太冲、风池治肝胆火盛之偏头痛或巅顶痛。

【热敏灸感】

头痛:常出现热感渗透颅内,或热感扩散至后侧头部,或穴位局部出现皮肤收紧感或压迫感。临床常配合太阳穴双点灸、外关穴单点灸、太冲穴双点灸。

二、阳白

阳白,属足少阳胆经,为足少阳、阳维脉之会。《针灸甲乙经》:"足少阳、阳维之会";"头目瞳子痛,不可以视,挟项强急不可以顾,阳白主之。"《千金方》:"主目瞳子痛痒,远视,昏夜无所见。"《图翼》:"头痛,目昏多眵,背寒栗,重衣不得温。"

【穴位定位】

在前额部,当瞳孔直上,眉上 1 寸处。取穴时患者一般采用正坐或仰靠、仰卧的姿势,阳白穴位于面部,瞳孔直上方,离眉毛上缘约 2cm 处。

【主治病症】

面神经麻痹,夜盲,眶上神经痛,偏头痛,眩晕,视物模糊,目痛,眼睑下垂。

【常用配伍】

偏头痛,配太阳、风池、外关;目赤肿痛,配太阳;面神经麻痹,配翳风、颧髎、颊车、合谷。

【热敏灸感】

面瘫:常出现热感深透颅内,或热感扩散至整个额部,或自觉局部有紧、压、酸、胀感等非热觉反应,临床常配合翳风穴单点灸、颊车穴单点灸、合谷穴单点灸。偏头痛:常出现热感深透颅内,或热感扩散至整个额部,或自觉局部有紧、压、酸、胀感等非热觉反应,临床常配合太阳穴双点灸、风池穴双点灸、外关穴单点灸。三叉神经痛:艾灸此穴常可出现热感扩散至整个额部,或自觉局部有紧、压、酸、胀感等非热觉反应,临床常配合承泣穴单点灸、风池穴双点灸。

三、头维

头维为足阳明胃经在头角部的腧穴,是足阳明胃经与足少阳胆经、阳维脉之交会穴。维,指维护之意。足阳明脉气行于人体胸腔头面,维络于前,故有二阳为维之称。此穴为阳明脉气所发,在头部额角入发际处,维系于头,故名头维。

【穴位定位】

头维在头侧额角部,入额角发际上 0.5 寸,头正中线旁开 4.5 寸。简易取穴法:穴在头侧部发际里,位于发际点向上一指宽,嘴动时肌肉也会动之处。此穴出自《针灸甲乙经》:"在额角发际,侠本神傍各 1.5 寸"(本神穴在前正中线入前发上 0.5 寸,旁开 3 寸);《铜人腧穴针灸图经》:"在额角入发际。"

【主治病症】

头痛头晕,目痛多泪,喘逆烦满,呕吐流汗,眼睑眴动不止,面部额纹消失,迎风泪出,目视物不明,三叉神经痛。

【常用配伍】

头痛如破、目痛如脱配大陵;迎风有泪配临泣、风池;偏头痛配曲鬓、风府、列缺;血管性头痛配角孙、百会;面瘫配阳白、下关、翳风、颊车等;精神分裂症配后溪、太冲、涌泉等。

【热敏灸感】

头痛头晕:常出现热感渗透颅内,或热感扩散至侧头部,或热感向头部两

23

侧传导,或热感向头顶部传导,或出现酸胀、重压等非热觉反应,临床常配合合谷穴单点灸、双侧风池穴双点灸。面肌痉挛:常出现热感扩散至额部及侧头部,或热感向头部两侧传导,或热感向头顶部传导,或出现酸胀等非热觉反应,临床常配合合谷穴单点灸、双侧风池穴双点灸、双侧足三里穴双点灸。目眩、流泪:常出现热感扩散至额部及侧头部,临床常配合合谷穴单点灸、双侧太阳穴单点灸,灸至热敏灸感消失。三叉神经痛:艾灸此穴常可出现热感扩散至额部及侧头部,或热感向头部两侧传导,或出现酸胀等非热觉反应,临床常配合合谷穴单点灸、下关穴单点灸、太冲穴单点灸。

四、下关

下关,属足阳明胃经穴,为足阳明、少阳之会。此穴在临床中应用较广。穴名释义:"关",即机关,为开阖之枢机;该穴正当下颌关节处,有关牙齿的开阖故名之于"关";因其在颧骨弓下,并与上关穴相对,故名为"下关"。

【穴位定位】

在面部耳前方,当颧弓与下颌切迹所形成的凹陷中,张口时隆起;正坐或仰卧,闭口取穴。

【主治病症】

耳聋,耳鸣,聤耳;牙痛,口噤,口眼㖞斜,面痛,三叉神经痛,面神经麻痹,下颌疼痛,牙关紧闭,张嘴困难,颞颌关节炎。

【常用配伍】

耳疾,配翳风;颞颌关节炎,配听宫、翳风、合谷;牙关紧闭,配颊车、合谷、外关;耳鸣、耳聋,配阳溪、关冲、液门、阳谷;面瘫,配翳风、大迎、颊车、下关、地仓、巨髎、风池。

【热敏灸感】

耳聋耳鸣:常出现热感渗透或热感扩散至一侧面颊的灸感反应。临床常配合外关穴单点灸,或合谷穴单点灸。牙痛:常出现热感渗透牙龈或局部出现酸胀等非热觉的灸感反应,临床常配合合谷穴单点灸。

五、颊车

颊车,属足阳明胃经穴。"颊"指面旁;"车"指牙关。下颌骨古代称为颊车骨,穴位在其处,所以也称为颊车。《杂病穴法歌》曰:"牙风面肿颊车灵,合谷临泣泻不数。"取合谷与颊车远近相应,以治牙痛与面肿。

【穴位定位】

颊车穴位于面颊部,下颌角前上方约1横指(中指),当咀嚼时咬肌隆起,按之凹陷处。定位该穴位时一般让患者采用正坐或仰卧仰靠姿势,以方便实施者准确地找寻穴位和顺利地实施各种治疗方法。

【主治病症】

口㖞,牙痛,颊肿,下颌关节紊乱,口噤不语,三叉神经痛。

【常用配伍】

上牙痛加下关,下牙痛加大迎;配地仓、合谷治口角㖞斜、颊肿;配下关、合谷治颞颌关节炎。此外,还可以配合下关、阳白、合谷来缓解三叉神经痛。

【热敏灸感】

牙痛:常出现热感渗透牙龈或局部出现酸胀等非热觉的灸感反应,临床常配合合谷穴单点灸。下颌关节紊乱:常出现热感渗透下颌关节内,或关节内出现酸胀的非热觉的灸感反应,临床常配合合谷穴单点灸。面瘫:常出现热感渗透深部或热感扩散整个面颊,临床常配合翳风穴单点灸、合谷穴单点灸。

六、迎香

迎香,穴在鼻旁,因能主治"鼻鼽不利,窒洞气塞",鼻塞不闻香臭,故名迎香。《会元针灸学》:迎香者,迎者应遇,香者芳香之味,香气近鼻无知无觉,刺之即知。又因足阳明宗气所和,开窍于口,脾味香,故名迎香。

【穴位定位】

在鼻翼外缘中点旁开约0.5寸,当鼻唇沟中。或眼睛正视,瞳孔直下,在鼻孔两旁约五分(拇指二分之一宽)的笑纹中取穴。

【主治病症】

嗅觉减退,面神经麻痹或痉挛,胆道蛔虫症。

【常用配伍】

配印堂、合谷主治急慢性鼻炎;配四白、地仓治疗面神经麻痹、面肌痉挛;配阳陵泉、丘墟主治胆道蛔虫症。

【热敏灸感】

鼻部疾病(如鼻塞、不闻香臭、鼻衄、鼻渊):常出现热感扩散或热感渗透深部组织的灸感反应,临床常配合印堂组成三点灸,灸至热敏灸感消失。口眼㖞斜:艾灸此穴常可出现热感扩散的灸感反应,临床常配合翳风穴单点灸、合谷单点灸。

七、地仓

地仓在面部,为足阳明胃经穴位,是面部的常用穴之一,为手足阳明经、阳跷脉交会穴。《针灸甲乙经》:"侠口傍四分。"地,指地格。仓,藏谷处。古人面分三庭,鼻以上为上庭,鼻为中庭,鼻以下为下庭,合为天人地三格。穴在鼻下口吻旁(地格处),口以入谷,故谓地仓。

【穴位定位】

在面部,口角外侧,上直对瞳孔。

【主治病症】

口㖞,流涎,眼睑𥈭动。

【常用配伍】

配颊车、合谷,治口㖞、流涎;透颊车、配双侧合谷和阳白透鱼腰,治疗周围性面瘫。

【热敏灸感】

面瘫,口角㖞斜:常出现热感扩散的灸感反应,临床常配合翳风穴单点灸、合谷穴单点灸。

八、攒竹

攒竹,足太阳膀胱经穴。攒,聚集也,竹,山林之竹也,出自《针灸甲乙经》。别名眉头、眉本、员在、始光、夜光、明光、光明、员柱。

【穴位定位】

在面部,当眉头陷中,眶上切迹处。

【主治病症】

呃逆;头痛,眉棱骨痛;目视不明,目赤肿痛,眼睑𥈭动,眼睑下垂;面瘫,面痛;腰痛;感冒发热,精神萎靡,惊风,口眼㖞斜等。

【常用配伍】

配印堂治头痛;配风府治头项强痛;配合谷、下关、颊车、承浆治疗口眼㖞斜;配四白治疗面肌痉挛。

【热敏灸感】

头痛:常出现局部酸胀、皮肤收紧感、重压感或麻木感等非热觉反应,临床常配合太阳穴两点灸、风池穴两点灸、合谷穴单点灸。面瘫:常出现热感扩散至额部,或出现局部酸胀、皮肤收紧感、麻木感等非热觉反应,临床常配合翳风穴单点灸、牵正穴单点灸、合谷穴单点灸。面肌痉挛:常出现热感扩散至额部,或出现局部酸胀、麻木感等非热觉反应,临床常配合太阳穴单点灸、巨髎穴单点灸、合谷穴单点灸。

九、通天

通天,足太阳膀胱经穴。通,通达也。天,天部也。别名天臼,天伯,天目。

【穴位定位】

在头部,当前发际正中直上4寸,旁开1.5寸。

【主治病症】

头痛,眩晕,鼻塞,鼻出血,鼻渊。

【常用配伍】

配迎香穴、合谷穴治鼻疾。

【热敏灸感】

头痛:常出现热感深透颅内,或热感扩散,临床常配合太阳穴两点灸、风池穴两点灸、合谷穴单点灸。过敏性鼻炎:常出现热感深透颅内,或热感扩散,临床常配合印堂穴单点灸、迎香穴两点灸、合谷穴单点灸。

十、百会

百会,属督脉穴,别名三阳五会、天满、巅上,为督脉、足太阳之会。百,数量词,多之意。会,交会也。百会顾名思义指手足三阳经及督脉的阳气在此交会。本穴由于其处于人之头顶,在人的最高处,因此人体各经上传的阳气都交会于此,故名百会。三阳五会、三阳、五会的意思与百会相同,三阳指手足三阳经,五会指五脏六腑的气血皆会于此。《会元针灸学》载:"百会者,五脏六腑奇经三阳百脉之所会,故名百会。"

【穴位定位】

在头部,当前发际正中之上5寸,两耳连线的中点处,或以两眉头中间向上一横指起,直到后发际正中点。

【主治病症】

头重脚轻,痔疮,高血压,低血压,宿醉,目眩,失眠,焦躁等。

【常用配伍】

中风失音,配天窗;小儿脱肛,配长强、大肠俞;尸厥、卒中、气脱,配人中、合谷、间使、气海、关元;头风,配脑空、天枢;高血压,配养老、风池、足临泣;脑血管痉挛、偏头痛,配曲鬓、天柱;低血压,配水沟、足三里;癫痫,配水沟、京骨。

【热敏灸感】

失眠:常出现热感深透颅内,或出现灸感向前额或向后项沿督脉传导,临床常配合心俞穴双点灸、至阳穴单点灸、涌泉穴双点灸。缺血性中风:常出现热感透至颅内,或热感向四周扩散,或热感向前额或后项沿督脉传导灸感,临床常配合风池穴双点灸、手三里穴双点灸、阳陵泉穴双点灸。头痛:常出现热感透至颅内,或热感沿督脉前行至额部后行至颈项部,临床常配合太阳穴双点灸、合谷穴双点灸、风府穴单点灸。腹泻:常出现热感透至颅内,或热感扩散至头顶部,临床常配合天枢穴双点灸、次髎穴双点灸、足三里穴双点灸。胃下垂:常出现热感透至颅内,或热感向前额或后项沿督脉传导灸感,临床常配合中脘穴单点灸、神阙穴单点灸、足三里穴双点灸。

十一、上印堂

上印堂,经外奇穴,位于人体的头部,印堂上。

【穴位定位】

在额部,当两眉头中间上1寸。

【主治病症】

头痛,项强,鼻炎,眩晕,目赤,目痛,癫狂痫。

【常用配伍】

配通天、脑空治头痛;配人中、太冲、丰隆治癫狂痫。

【热敏灸感】

过敏性鼻炎:常出现收紧感、麻木感、酸胀感、重压感等非热觉反应,或出现热感扩散至前额部,或出现热流沿鼻梁下行至鼻根部,临床常配合迎香穴双点灸、神阙关元穴双点灸、肾俞穴双点灸、肺俞穴双点灸。头痛,常出现收紧感、麻木感、酸胀感、重压感等非热觉反应,或出现热感扩散至前额部,临床常配合太阳穴双点灸、百会穴单点灸、风池穴双点灸。

十二、上迎香

上迎香,经外奇穴,在面部,位于迎香上。

【穴位定位】

在面部,当鼻翼软骨与鼻甲的交界处,近鼻唇沟上端处。

【主治病症】

鼻炎、鼻渊,鼻病要穴。

【常用配伍】

配承浆、印堂治慢性鼻炎;配通天、迎香治鼻渊;配二间、孔最治鼻衄。

【热敏灸感】

过敏性鼻炎:常出现热感扩散至鼻部及颜面部,或出现酸胀等非热觉反应,临床上常配合上印堂穴单点灸、风池穴双点灸、肺俞穴双点灸。

十三、听宫

听宫,属手太阳小肠经穴。出自《灵枢·刺节真邪》。别名多所闻。手、足少阳,手太阳之会。在面部,耳屏前,下颌骨髁状突的后方,张口时呈凹陷处。一说"在耳中,珠子大,明如赤小豆"(《针灸甲乙经》)。

【穴位定位】

在面部,耳屏前,下颌骨髁状突的后方,张口时呈凹陷处。

【主治病症】

耳聋,耳鸣,聋哑,中耳炎,面神经麻痹。

【常用配伍】

耳鸣,耳聋,听宫配中渚。

【热敏灸感】

耳鸣、耳聋:常出现热感渗透耳内,临床常配合翳风穴单点灸、风池穴两点灸、太冲穴单点灸。

十四、风池

风池位于头的后枕部,属足少阳胆经的经穴,为足少阳胆经与手少阳三焦经、阳维脉之会,据《难经》记载为阳跷之会,是临床最常用的穴位之一。出自《灵枢·热病》,别名热府。该穴在头项侧,头枕后下陷处,凹陷如"池",是风邪易侵之处,也是治疗风证之要穴,故名。《通玄指要赋》:"头晕目眩要觅于风池。"《席弘赋》:"风府风池寻得到,伤寒百病一时消。"

【穴位定位】

风池在后头项部,当头枕骨下,平风府穴(入后发际正中上 1 寸),在两条大筋外缘陷窝中(即斜方肌上端和胸锁乳突肌之间凹陷中),相当于耳垂齐平处。另一取法:在头后枕内下与乳突下缘相平,项肌隆起外侧缘凹陷处,对称两边,发际上一横指,脊椎外侧,手指揉捏易有酸胀与疼痛感。或取颞骨乳突尖(下端)与第二颈椎棘突之间连线的中点。

【主治病症】

主治:头痛,眩晕,目赤肿痛,鼻渊,耳鸣,面瘫,颈项强痛,癫痫,中风,热病,疟疾,瘿气,神经官能症,高血压,失眠,肩膀酸痛,足跟痛,电光性眼炎,视网膜动脉阻塞,面肌痉挛,荨麻疹。

【常用配伍】

高血压配曲池、足三里、太冲;后头痛配后溪、昆仑;肝阳上亢型头痛、眩晕、失眠等病症配太冲、太溪、阴郄;偏正头痛配太阳、合谷,或配健侧涌泉或太冲,加印堂、太阳;电光性眼炎配合谷;肺热咳嗽配身柱、合谷、大椎;大脑发育不全配脑户、百会、哑门、太溪、昆仑、肾俞;脱发配后顶;皮肤瘙痒、荨麻疹配环跳、曲池。

【热敏灸感】

头痛、偏头痛、眩晕:常出现热感渗透深部,或热感扩散至头后部及颈项部,或出现热感上传头顶部或下传至项背部,部分可出现穴位处酸胀反应,临床常配合百会穴单点灸、太阳穴双点灸、外关穴单点灸、太冲穴双点灸。感冒、鼻塞、过敏性鼻炎:常出现热感渗透深部,或热感扩散至头后部及颈项部,临床常配合印堂穴单点灸、肺俞穴双点灸。三叉神经痛、面肌痉挛：艾灸此穴常可出现热感渗透深部，或热感扩散至头后部及颈项部，临床常配合印堂阳白穴单点灸、四白穴单点灸、合谷穴单点灸。枕神经痛：常出现热感渗透深部，或热感扩散至头后部及颈项部，或出现热感上传头顶部或下传至项背部，部分可出现穴位处酸胀反应，临床常配合百会穴单点灸、阿是穴单点灸。颈椎病：常出现热感渗透深部，或热感上传头顶部下传至项背部，临床常配合大椎穴组成三点灸、颈部阿是穴单点灸、列缺穴单点灸。

十五、翳风

翳风是手少阳三焦经在头部的腧穴，是手、足少阳经的交会穴。翳，蔽也，此穴祛风邪，能开气郁之闭，又以其接近于耳，故名。《针灸甲乙经》："在耳后陷者中，按之引耳中"；《针灸集成》："在耳根部，距耳五分。"

【穴位定位】

位于耳垂后方，当乳突与下颌角之间的凹陷中。

【主治病症】

面瘫，面肌痉挛，口眼㖞斜；疟腮，颊肿，瘰疬。

【常用配伍】

配地仓、承浆、合谷治口噤不开；配听宫、听会治耳鸣，耳聋；配地仓、颊车、阳白治面神经麻痹；配下关、颊车、合谷治颊肿。

【热敏灸感】

面瘫：常出现热感深透且扩散至患侧面部，或出现穴位处酸痛、酸胀等非热觉反应，临床常配合颊车穴单点灸、风池穴双点灸。耳鸣、耳聋：常出现热感深透且扩散至患侧耳部及面颊，临床常配合听宫穴单点灸、外关穴单点灸。

十六、太阳

太阳位于头部，为经外奇穴，系督脉与阳维脉之会穴。有醒神开窍、益智的功效，主治言语不利、音哑、颈项强直等疾病。

【穴位定位】

在颞部（前额两侧），当眉梢和外眼角的中点向后的凹陷处，大约0.5寸。

【主治病症】

头痛，偏头痛，眼睛疲劳，牙痛等疾病。

【常用配伍】

配大椎、曲池治外感热病；配神庭、百会治头痛；配百会、人中、丰隆、后溪治癫痫；配风池、率谷治偏头痛；配攒竹、鱼腰、四白、丝竹空治目疾。

【热敏灸感】

感冒:常出现热感扩散至整个颞部,或出现热感渗透颅内,临床常配合上印堂单点灸,大椎风池穴三点灸。头痛:常出现热感扩散至整个颞部,或出现热感渗透颅内,或出现局部酸胀、皮肤收紧感、重压感等非热觉反应,临床常配合上印堂穴单点灸、百会穴单点灸、风池大椎穴三点灸。

第二节　胸腹部常用穴位

一、章门

章门为足厥阴肝经穴,在侧腹部,当第 11 肋游离端的下方。此穴为脏会,具有疏肝健脾,理气散结之功,统治五脏疾病。

【穴位定位】

该穴位于人体的侧腹部,当第 11 肋游离端的下方,屈肘合腋时,当肘尖尽处。

【主治病症】

消化不良,腹痛腹胀,肠炎泄泻,肝炎黄疸,肝脾肿大,小儿疳积等消化系统疾病;高血压,胸胁痛,腹膜炎,烦热气短,胸闷肢倦,腰脊酸痛。

【常用配伍】

配梁门、足三里治腹胀;配内关、阴陵泉治胸胁痛;配足三里、太白治呕吐。

【热敏灸感】

胸胁胀痛:常出现热感渗透腹腔,或热感扩散至胸胁部,临床常配合日月穴组成两点灸,阳陵泉穴单点灸。

二、中府

中府,别名膺中外俞,手太阴肺经穴,属于十二经脉中手太阴肺经,为肺募穴。中,中气也,天地之气,亦指中焦,胸中与中间;府,聚也。

【穴位定位】

该穴位于胸部,前正中线旁开 6 寸,平第 1 肋间隙处。

【主治病症】

胸胁胀痛,咳嗽气喘。

【常用配伍】

配风门、合谷,治寒热、喉痹;配肺俞、云门、天府、华盖,治外感咳嗽、哮喘;配意舍,治胸满;配复溜,治肺热咳嗽。

【热敏灸感】

感冒咳嗽:常出现热感透至胸腔并传至上肢,或热感扩散胸前的灸感。临床上常配合风池穴两点灸、肺俞穴两点灸。气喘:常出现热感渗透至胸腔并传至上肢的灸感。临床常配合大椎、至阳、命门穴循经往返灸和接力灸,肺俞双点灸及神阙穴单点灸。慢性支气管炎:常出现热感渗透至胸腔并传至上肢的灸感。临床常配合大椎、至阳、命门穴循经往返灸和接力灸,肺俞双点灸及脾俞双点灸。肩周炎:常出现热感渗透至肩关节深部,或出现施灸局部酸胀痛的灸感反应。临床常配合局部压痛点单点灸、膏肓穴和肩井穴患侧单点灸,常出现热感深透或出现酸胀感。

三、天枢

天枢是临床常用穴位,其应用以治疗肠胃疾病为主。"枢",枢纽。本穴在上下腹的中间,具有转运中下焦气机的功能,恰如枢纽一样,所以称为天枢。《千金方》:"小便不利……灸天枢百壮。天枢,主疟振寒,热盛狂言。"

【穴位定位】

该穴位于腹部,脐中旁开2寸。

【主治病症】

急性胃肠炎,小儿腹泻,痢疾,便秘,胆囊炎,肝炎,痛经,子宫内膜炎,功能性子宫出血,肾炎等。

【常用配伍】

配上巨虚,主治急性细菌性痢疾。配足三里,主治小儿腹泻。配上巨虚、阑尾穴,主治急性阑尾炎。配大肠俞、足三里,主治肠炎。配中极、三阴交、太冲,能疏肝理气,主治月经不调,痛经。

【热敏灸感】

腹痛腹胀:自觉热感深透至腹腔,或沿带脉向两侧腰部及背部传导,或出现表面不热而腹腔深部感觉热感扩散,临床常配合双侧足三里单点灸、神阙穴单点灸。便秘、腹泻、痢疾:自觉热感深透至腹腔,或扩散至整个腹部,沿带脉向两侧腰部及背部传导,或出现表面不热而腹腔深部感觉热感扩散,临床常配合阴陵泉穴单点灸、双侧足三里穴单点灸。月经不调、痛经:自觉热感深透至腹腔,或沿带脉向两侧腰部及背部传导,临床常配合阴陵泉穴单点灸、三阴交穴单点灸、合谷穴单点灸。妇科炎症:自觉热感深透至腹腔,或扩散至整个腹部,或沿带脉向两侧腰部及背部传导,临床常配合阴陵泉穴单点灸、足三里穴单点灸、太冲穴单点灸。

四、中脘

中脘,经穴名。出自《针灸甲乙经》。《脉经》名中管。别名上纪、太仓、胃脘。属任脉。任脉、手太阳与少阳、足阳明之会。胃之募穴。八会穴之腑会。穴在胃体中部,故名。

【穴位定位】

仰卧位,前正中线之脐上4寸。取穴时于前正中线上,取肚脐与胸骨下缘之中点。

【主治病症】

胃痛,腹痛,腹胀,呕逆,反胃,食不化;肠鸣,泄泻,便秘,便血,胁下坚痛;喘息不止,失眠,脏躁,癫痫,尸厥。胃炎,胃溃疡,胃扩张,子宫脱垂,荨麻疹,食物中毒。

【常用配伍】

配百会、足三里、神门治失眠、脏躁;配膻中、天突、丰隆治哮喘;配梁丘、下巨虚治急性胃肠炎;配肝俞、太冲、三阴交、公孙治疗胃,十二指肠球部溃疡;配上脘穴、梁门治胆道蛔虫症;配阳池、胞肓,治腰痛、痛经、月经不调(子宫不正常出血);配气海、足三里、内关、百会治胃下垂。

【热敏灸感】

消化性溃疡:常出现热感透至腹腔内,或热感扩散至整个上腹部,或出现胃肠蠕动反应,临床常配合双点温和灸天枢、胃俞、阴陵泉等穴。功能性消化不良:常出现热感透至腹腔内,或出现胃脘部发热现象,或出现胃肠蠕动反应,临床常配合关元、肝俞、膈俞、上巨虚等穴双点灸。

五、梁门

梁门,出自《针灸甲乙经》,属足阳明胃经。《针灸甲乙经》:"横木为梁,又迎前山岭为山梁,均含有横直之意。"《难经》曰:"心之积曰伏梁,起于脐下,大如臂,上至心下。"

【穴位定位】

在上腹部,当脐中上4寸,距前正中线2寸。

【主治病症】

胃脘痛,呕吐,泄泻,胃下垂等。

【常用配伍】

配足三里、脾俞、胃俞、天枢、上巨虚治胃腹胀痛;配攒竹、天突治疗呃逆;配中脘、足三里治疗呕吐、水谷不化;配天枢、支沟、上巨虚治疗大便不通。

【热敏灸感】

胃溃疡:常出现热感渗透腹部至胃,临床常配合中脘穴单点灸、足三里穴单点灸。胃动力障碍:常出现热感扩散至上腹部,或热感渗透腹部至胃,或热感沿阳明经上行至胸部下行至下腹部,临床常配合中脘穴单点灸、神阙穴单点灸、足三里单点灸。呕吐:常出现热感渗透腹部至胃,或热感沿阳明经上行至胸部下行至下腹部,临床常配合中脘穴单点灸、内关穴单点灸、足三里穴单点灸。

六、关元

关元出自《灵枢·寒热病》,属任脉,为小肠之募穴,足三阴、任脉之会。在《黄帝内经》中有"下纪"、"三结交"之称,并且在《素问·气穴论》中就有"背与心相控而痛,所治……下纪者,关元也";《医经理解》认为关元为"男子藏精,女子蓄血之处。是人生之要关,真元之所存也";《经穴释义汇解》进一步发展,并认为是"元阴元阳交关之处,穴属元气之关隘,故名关元"。

【穴位定位】

在下腹部,前正中线,当脐中下3寸。取穴时,可采用仰卧的姿势,关元穴位于下腹部,前正中线上,从肚脐到耻骨上方画一线,将此线五等分,从肚脐往下五分之三处,即是此穴。

【主治病症】

中风、腹痛、痢疾、脱肛、疝气、遗尿、小便不利、遗精、早泄、阳痿、月经不调、阴部瘙痒、消渴、眩晕、神经衰弱、细菌性痢疾、胃肠炎、肠道蛔虫症、肝炎、肾炎、尿路感染、盆腔炎、睾丸炎等。

【常用配伍】

配百会治疗尿失禁,子宫脱垂,滑精,遗尿;配气海治疗大便不通,遗尿,遗精,阳痿,早泄,疝气,泻痢,月经不调,痛经,经闭,尿闭,尿频,眩晕,气喘真气不足,四肢力弱等症;配三阴交治疗男女生殖系统疾病。

【热敏灸感】

慢性前列腺炎:可出现热感深透至腹腔,或出现腹腔内发热现象,或出现热感沿带脉传导至腰骶部,临床常配合关元、中极双点灸、肾俞穴双点灸、命门次髎穴三点灸。阳痿:可出现热感深透至腹腔,或出现腹腔内发热现象,临床常配合关元、气冲穴三点灸、肾俞穴双点灸、腰阳关穴单点灸、三阴交穴双点灸。盆腔炎:可出现热感深透至腹腔,或出现腹腔内发热现象,或出现热感呈带状向两侧腰际传导甚至到达腰骶部,临床常配合关元、天枢穴三点灸、肾俞穴双点灸、次髎穴两点灸、三阴交穴双点灸。原发性痛经:可出现热感深透至腹腔,或出现热感扩散至整个腹部,临床常配合关元、子宫穴三点灸或关元、天枢穴三点灸。保健:可出现热感渗透腹腔,或出现热感扩散至整个腹腔,或出现腹腔深部发热感觉,或出现热感呈带状向两侧腰际传导,临床常配合腰阳关穴单点灸、足三里穴双点灸。

七、子宫

子宫,经外穴名,出《针灸大全》。原说在"中极两旁各二寸"。

【穴位定位】

在下腹部,当脐中下4寸,中极旁开3寸。

【主治病症】

月经不调,带下,痛经,产后恶露不下,阴挺,产后子宫神经痛、尿频、尿急等。

【常用配伍】

配大赫、肾俞、阴交、三阴交、次髎治月经不调、痛经崩漏、产后恶露不止、胞衣不下、阴挺等症;配阴谷、气海、肾俞治遗溺不止;子宫透曲骨、配三阴交、地机治产后、术后尿潴留。

【热敏灸感】

原发性痛经:常出现热感透至腹腔,或热感扩散至整个腹部,临床常配合关元、子宫穴三点灸、腰阳关穴单点灸。盆腔炎:常出现热流深透整个下腹部,或出现热感扩散如巴掌大小,或出现热感呈带状向两侧腰际传导,临床常配合关元、子宫穴三点灸、次髎穴两点灸。

八、神阙

神阙出自《针灸甲乙经》,别名脐中、命蒂、气合(舍)、环谷、维会、生门。神,神气;阙,原意为门楼、牌楼。神阙意指神气通,任脉行的门户。《厘正按摩要术》:"脐通五脏,真气往来之门也,故曰神阙。"穴当脐窝之中,故又称"脐中"、"命蒂"、"生门"。

【穴位定位】

位于脐窝正中。

【主治病症】

腹痛,泄泻,脱肛,水肿,虚脱。

【常用配伍】

配关元治泄泻;配百会、膀胱俞治脱肛;配石门治水肿、小便不利。

【热敏灸感】

支气管哮喘:可出现热流逐渐扩散至整个腹部,或有热流如水柱向腹腔深部灌注灸感,临床常配合大椎、至阳、命门穴循经往返灸,中府穴双点灸、肺俞穴双点灸。过敏性鼻炎:可出现热感深透至腹腔灸感,临床常配合上印堂穴单点灸、通天穴双点灸、风池穴双点灸、肺俞穴双点灸。荨麻疹:可出现热感深透至腹腔灸感,临床常配合肺俞穴双点灸、至阳穴单点灸、曲池穴双点灸、血海穴双点灸、三阴交穴双点灸。失眠:可出现热感深透至腹腔,或出现腹腔深部发热的灸感反应,临床常配合百会穴单点灸、心俞穴双点灸、至阳穴单点灸、涌泉穴双点灸。面瘫:可出现热感深透至腹腔,或热感呈带状沿两侧扩散至腰部,临床常配合单点温和灸阳白、下关、颊车等穴、足三里穴双点灸。腹胀、腹泻、便秘:可出现热感深透至腹腔,或热感呈带状沿两侧扩散至腰部,或出现腹腔深部发热的灸感反应,临床常配合天枢穴双点灸、次髎穴双点灸、足三里穴双点灸。保健:可出现热感渗透腹腔,或出现热感扩散至整个腹腔,或出现腹腔深部发热感觉,或出现热感呈带状向两侧腰际传导,临床常配合腰阳关穴单点灸、足三里穴双点灸。

九、膻中

膻中,属任脉,心包经之募穴,八会穴之气会。《灵枢·胀论》:"膻中者,心主之宫城也。"日本·森立之《素问考注》:"膻中名出焉,而无包络。可知包络,即古之膻中。以包络心脏,故云心包络,略云心包。"

【穴位定位】

位于胸部,当前正中线上,平第4肋间,两乳头连线的中点。

【主治病症】

咳嗽,气喘,咯唾脓血,胸痹心痛,心悸,心烦,产妇少乳,噎膈,臌胀。

【常用配伍】

配曲池、合谷(泻法)治急性乳腺炎;配中脘、气海治呕吐反胃;配天突治哮喘;配乳根、合谷、三阴交、少泽、灸膻中治产后缺乳;配肺俞、丰隆、内关治咳嗽痰喘;配厥阴俞、内关治心悸、心烦、心痛。

【热敏灸感】

胸闷、心痛:可出现热感扩散至胸部,或出现热流沿任脉上下循行,可配合心俞穴双点灸、内关穴双点灸。

第三节 腰背部常用穴位

一、肩井

肩井位于肩部,属足少阳胆经的穴位,为手少阳、足少阳、足阳明与阳维脉之会。古有井田之法,"井开四道,而分八宅",即四通八达也。古者日中为市,交易者汇集于井,故后人称通衢为市井。本经通过肩部与诸阳经交会,其所治症,极为复杂,有如各病之市集,故名"肩井"。

【穴位定位】

在大椎与肩峰连线中点,肩部最高处。取穴时一般采用正坐、俯伏或者俯卧的姿势,此穴位于人体的肩上,前直乳中,当大椎与肩峰端连线的中点,即乳头正上方与肩线交接处。在后颈根最高突起下凹陷与肩外侧骨突连线的中点,按压有痛感。

【主治病症】

肩膀酸痛,头酸痛,头重脚轻,眼睛疲劳,耳鸣,高血压,落枕,肩背痹痛,手臂不举,颈项强痛,乳痈,中风,瘰疬,难产,诸虚百损。

【常用配伍】

配足三里、阳陵泉治脚气酸痛;配肩髎治肩臂疼痛;配风池、颈部夹脊穴治颈椎病。

【热敏灸感】

肩周炎:常出现热感透向深部并向四周扩散,或出现重压感、酸胀、酸痛感,或热感经肩部沿上肢外侧向下传导,部分的感传可直接到腕部,如感传不显著者,可采用接力灸方法,取一支点燃的艾条分别放置肩髃、臂臑、曲池、手三里、外关穴进行温和灸,依次接力使感传到达手背部,最后将两支艾条分别固定于肩井穴和手三里穴进行温和灸。

二、大椎

大椎属于督脉之穴,为手足六阳经交会之处,俗称"诸阳之会",乃养生保健之要穴。《针灸甲乙经》言:"大椎为三阳督脉之会。大椎穴属阳主表,对外感六淫之邪在表者,皆能疏解,配合谷、中冲,能解表泄热,主治伤寒发热,头昏。"《玉龙歌》言:"大椎能泻胸中之热及诸热气。"

【穴位定位】

在后正中线上,第7颈椎棘突下凹陷中。简便取穴:取穴位时正坐低头,该穴位于人体的颈部下端,第7颈椎棘突下凹陷处。若突起骨不太明显,让患者活动颈部,不动的骨节为第1胸椎,约与肩平齐。

【主治病症】

热病,疟疾,咳嗽,喘逆,骨蒸潮热,项强,肩背痛,腰脊强,角弓反张,小儿惊风,癫狂痫,五劳虚损,七伤乏力,中暑,霍乱,呕吐,黄疸,风疹。

【常用配伍】

配肺俞治虚损、盗汗、劳热;配间使、乳根治脾虚发疟;配四花(双膈俞、双胆俞)治百日咳;配曲池预防流行性脑脊髓膜炎;配合谷治白细胞减少;配足三里、命门提高机体免疫力;配大椎、定喘、孔最治哮喘;配曲池、合谷泄热;配腰奇、间使治癫痫。

【热敏灸感】

颈椎病：常出现热感透向深部，或自觉肩部有重压感、酸胀、酸痛感，或热感上传至颈项部，临床常配合颈部阿是穴单点灸、风池大椎穴三点灸。肩周炎：常出现热感透向深部并向四周扩散，或出现重压感、酸胀、酸痛感，或热感经肩部沿上肢外侧向下传导，部分的感传可直接到腕部，如感传不显著者，可采用接力灸方法，取一支点燃的艾条分别放置肩髃、臂臑、曲池、手三里、外关穴进行温和灸，依次接力使感传到达手背部，最后将两支艾条分别固定于肩井穴和手三里穴进行温和灸。

三、至阳

至阳穴属督脉，别名金阳穴。出自《针灸甲乙经》："至阳，在第七椎节下间，督脉气所发，俯而取之。"

【穴位定位】

在背部，当后正中线上，第7胸椎棘突下凹陷中。

【主治病症】

胸胁胀痛，脊强，腰背疼痛，黄疸，胆囊炎，胆道蛔虫症，胃肠炎，肋间神经痛。

【常用配伍】

配期门、日月治胆囊炎、胆结石；配合谷、章门、膻中治胸胁胀痛。

【热敏灸感】

胸胁胀满：常出现热感扩散至胸背部，或热感沿督脉上行至大椎下行至腰骶部，感传不显著者，可采用接力灸方法，用另一点燃艾条，沿督脉依次在大椎、至阳、命门穴循经往返灸和接力灸，使灸感接力上行下循，常可配合膻中穴单点灸、日月穴单点灸。支气管哮喘：常出现热感沿督脉上行，可达风府，部分感传不显著者，可采用接力灸方法，用另一点燃艾条，沿督脉依次在大椎、至阳、命门穴循经往返灸和接力灸，使灸感接力上行下循，临床常配合肺俞穴两点灸，中府穴两点灸，神阙关元穴两点灸。腰背疼痛：常出现热感扩散至胸背部，或热感沿督脉上行至大椎下行至腰骶部，感传不显著者，可采用接力灸方法，用另一点燃艾条，沿督脉依次在大椎、至阳、命门穴循经往返灸和接力灸，使灸感接力循行，常可配合阿是穴单点灸、肾俞腰阳关穴三点灸。阳虚病证：常可出现热感沿督脉上行可达风府下行至腰骶部，部分感传不显著者，可采用接力灸方法引导，临床常配合神阙关元穴两点灸，腰阳关穴单点灸，足三里穴两点灸。

四、臑俞

该穴为手太阳小肠经在肩部的经穴,是手、足太阳,阳维脉与阳跷脉的交会穴。臑者,其处肉不着骨。穴在肩胛突下缘,其处肉下有隙,可由肩胛突下通透而过,故名之以"臑"。"俞"为腧之简,即通透内外之腧穴也。因名"臑俞"。臑在人曰肱,在羊豕曰臑。所治为臂酸无力、肩胛痛、寒热气肿、胫痛诸症。

【穴位定位】

在肩部,当腋后纹头直上,肩胛冈下缘凹陷中。

【主治病症】

肩臂肘酸痛无力,肩肿,肩周炎;咳喘,乳痈,瘰疬,多汗症。

【常用配伍】

治多汗症,单刺臑俞,即有特效;配臂臑治肩周炎;配肺俞治咳喘;配肩井治乳痈。

【热敏灸感】

肩周炎:艾灸此穴常可出现热感渗透肩关节内,或热感扩散至肩关节后部,或热感沿上臂内侧下行,或热感外行至肩前部,或艾灸局部甚至关节腔内出现酸胀、酸痛等非热觉灸感,临床常配合臑俞、肩髃穴两点灸、肩贞穴单点灸、臂臑穴单点灸。临床也可采用隔姜灸,常出现肩关节内酸胀酸痛等非热觉灸感,一般可灸 5~7 壮。

五、天宗

天宗是手太阳小肠经背部的经穴。本穴与曲垣、秉风等穴,排列如星象,故皆仿取星名以名之。本穴治症与曲垣、秉风略同。又以本穴在肩胛冈下,受曲垣、秉风外绕,本穴居中如枢,故称之为"天宗"。

【穴位定位】

在肩胛部,当冈下窝中央凹陷处,与第 4 胸椎相平。简易取穴:半身保持直立,左手搭上右肩,左手掌贴在右肩膀二分之一处。手指自然垂直,中指指尖所碰触之处就是天宗穴。

【主治病症】

肩周炎,肩背软组织损伤,乳腺炎。

【常用配伍】

配肩外俞治肩胛痛;配膻中、足三里治乳痈;配肩髃、肩前、肩贞等穴治疗肩周炎。

【热敏灸感】

肩周炎:常出现热感扩散至肩背部,或热感外行至肩后部,或艾灸局部出现酸胀、酸痛等非热觉灸感,临床常配合臑俞、肩髃穴两点灸、肩贞穴单点灸、臂臑穴单点灸。背肌筋膜炎:常出现热感扩散至肩背部,或热感上行至肩、颈项部,或艾灸局部出现酸胀、酸痛等非热觉灸感,临床常配合阿是穴单点灸、肺俞穴两点灸。哮喘:常出现热感渗透至胸腔,临床常配合膏肓穴单点灸、风门、肺俞穴四点灸、肾俞穴单点灸。临床也可采用隔姜灸或隔蒜灸,常出现热感渗透胸腔的反应,一般可灸7~10壮。

六、肺俞

肺俞是足太阳膀胱经背部的经穴,也是肺经的背俞穴。肺,指肺脏。俞,输也。肺俞具有补益肺气,泻热散风,养阴清肺之功。

【穴位定位】
在背部,当第3胸椎棘突下,旁开1.5寸。

【主治病症】
咳嗽,气喘,咳血,鼻塞,骨蒸潮热,盗汗,皮肤瘙痒,瘾疹。

【常用配伍】
配风门治咳嗽喘;配合谷、迎香治鼻疾;慢性支气管炎取肺俞、心俞、膈俞等。

【热敏灸感】
感冒、咳嗽:常出现热感渗透胸腔,或腋下热,或热感沿手臂内侧下行至肘、腕,或热感扩散至肩胛区,临床常配合大椎穴单点灸、风池穴两点灸。慢性支气管炎、支气管哮喘:常出现热感渗透胸腔,或热感沿手臂内侧下行至肘、腕,临床常配合中府穴单点灸、肾俞穴两点灸。过敏性鼻炎:常出现热感渗透胸腔,或热感沿手臂内侧下行至肘、腕,或热感扩散至肩胛区,临床常配合印堂穴单点灸、风池穴两点灸、肾俞穴两点灸,灸至热敏灸感消失。颈椎病:艾灸此穴常可出现热感上行至风府风池穴,或热感沿手臂内侧下行至肘、腕,临床常配合颈部阿是穴单点灸、风池穴两点灸。荨麻疹:常出现热感透至胸腔,或热感沿手臂内侧下行传导,临床常配合肾俞穴两点灸、至阳穴单点灸、足三里穴单点灸、神阙穴单点灸。

七、大杼

大杼是足太阳膀胱经背部的经穴,为骨会。穴为背中大俞,因在背俞穴之中,它的部位高居于五脏六腑各穴之上,又位在杼骨(脊椎两侧有横突隆出,形如织梭,古称"杼骨")之端,故名。

【穴位定位】
在背部,当第1胸椎棘突下,旁开1.5寸。

【主治病症】

咳嗽,气喘,咳血,鼻塞,皮肤瘙痒,瘾疹。

【常用配伍】

配阳陵泉、足三里治疗颈椎病;配肺俞、曲池治疗感冒、咳嗽。

【热敏灸感】

感冒、咳嗽:常在此穴出现透热、传热、扩热、局部不热远部热反应。

颈椎病:常出现热感渗透深部,或热感上行至风府、风池穴,或热感扩散至颈、背部,临床常配合风池穴两点灸、阿是穴单点灸。

八、风门

风门属足太阳膀胱经的经穴,别名热府;又有左为风门,右为热府之说。为督脉、足太阳经交会穴。出自《针灸甲乙经》:"风眩头痛,鼻不利,时嚏,清涕自出,风门主之。""风门者,风所出入之门也(《会元针灸学》)。"穴在第2胸椎下两旁,为风邪出入之门户,主治风疾,故名风门。是临床祛风最常用的穴位之一。

【穴位定位】

位于背部,当第2胸椎棘突下,旁开1.5寸。

【主治病症】

伤风,咳嗽,发热头痛,项强,胸背痛。

【常用配伍】

配肺俞穴、大椎穴治咳嗽、气喘;配合谷穴治伤风咳嗽。

【热敏灸感】

感冒、咳嗽:常出现热感渗透胸腔,或热感出腋下,沿手臂内侧下行至肘、腕,或热感扩散至肩胛区,临床常配合中府穴单点灸、列缺穴单点灸、风池穴两点灸。慢性支气管炎、支气管哮喘:常出现热感渗透胸腔,或热感沿手臂内侧下行至肘、腕,临床常配合中府穴单点灸、肾俞穴两点灸。过敏性鼻炎:常出现热感渗透胸腔,或热感沿手臂内侧下行至肘、腕,或热感扩散至肩胛区,临床常配合印堂穴单点灸、风池穴两点灸、肾俞穴两点灸。颈椎病:常出现热感上行至风府、风池穴,或热感沿手臂内侧下行至肘、腕,临床常配合颈部阿是穴单点灸。

九、脾俞

脾俞是足太阳膀胱经背部的经穴,也是脾经的背俞穴,内应脾脏,是脾气转输、输注之所,治脾要穴,故名之。具有健脾利湿、益气统血、升清止泄之功。

【穴位定位】

在背部,第11胸椎棘突下,旁开1.5寸。

【主治病症】

腹胀、腹泻、呕吐、痢疾、便血等脾胃肠腑病症。

【常用配伍】

配中脘、三阴交、足三里主治呕吐;配胃俞、中脘、章门、足三里、关元俞主治泄泻;配肾俞、三阴交主治消渴。

【热敏灸感】

慢性支气管炎:常出现热感透至深部,或热感扩散至整个腰背部,临床常配合中府穴单点灸、肺俞穴两点灸。腹胀、消化不良:常出现热感深透至腹腔,或热感扩散至背腰部,或出现胃脘部发热现象,或出现胃肠间歇性蠕动,临床上常配合足三里穴两点灸、中脘穴单点灸、神阙穴单点灸。

十、胃俞

胃俞是足太阳膀胱经背部的经穴,也是胃经的背俞穴。胃,胃腑也。俞,输也。本穴内应胃腑,是胃气转输、输注之处,为治疗胃疾要穴,故名之。

【经穴定位】

胃俞位于背部,当第12胸椎棘突下,旁开1.5寸。取胃俞穴时,可采用俯卧的取穴姿势,该穴位于人体的背部,当第12胸椎棘突下,左右旁开2指宽处即是。

【主治病症】

消化系统疾病,如胃溃疡、胃炎、胃痉挛、呕吐、恶心等。

【常用配伍】

治疗胃痛配中脘、梁丘等;治疗胃下垂配中脘、气海、百会、足三里等穴;治疗呕吐配中脘、足三里、内关等穴。

【热敏灸感】

腹胀、胃脘痛、消化不良:常可出现热感深透至腹腔,或热感扩散至背腰部,或出现胃脘部发热现象,或出现胃肠间歇性蠕动,临床上常配合足三里穴两点灸、中脘穴单点灸、神阙穴单点灸。

十一、命门

命门是督脉上的经穴。命,人之根本也,以便也。门,出入的门户也。命门穴位于两肾之间,属督脉,有生命之门,先天之根本的含义。

【穴位定位】

人体命门位于腰部,当后正中线上,第2腰椎棘突下凹陷中。

【主治病症】

虚损腰痛,脊强反折,遗尿,尿频,泄泻,遗精,白浊,阳痿,早泄,赤白带下,胎屡堕,五劳七伤,头晕耳鸣,癫痫,惊恐,手足逆冷。

【常用配伍】

配肾俞、太溪治遗精、早泄、腰脊酸楚、足膝无力、遗尿、癃闭、水肿、头昏耳鸣等肾阳亏虚之症;配百会、筋缩、腰阳关治破伤风、抽搐;配关元、肾俞治五更泄;配命门、肾俞、三阴交治肾虚腰痛;配命门、阿是穴、委中、腰夹脊治腰扭伤痛和肥大性脊柱炎;配十七椎穴、三阴交治痛经;配大肠俞、膀胱俞、阿是穴治寒湿腰痛。

【热敏灸感】

腰痛病:常出现热感渗透深部,或热感扩散至腰骶部,或热感呈带状向两侧腰际传导,或出现热感呈带状向一侧或两侧臀部、下肢部传导,如感传不显著者,可采用接力灸方法,取另一点燃艾条依次艾灸环跳、承扶、委中、承山穴,使灸感依次接力下行至踝部,最后艾灸腰阳关、委中穴,临床常配合腰部阿是穴单点灸、肾俞穴双点灸。妇科病症:常出现热感渗透深部,或热感扩散至腰骶部,或热感呈带状向两侧腰际传导,或出现下腹部腹腔内发热感觉,或出现下腹部及双侧腹股沟处发热反应,临床常配合次髎穴两点灸、天枢穴双点灸。阳痿、早泄:常出现热感渗透深部,或热感呈带状向两侧腰际传导,或出现下腹部腹腔内发热感觉,或出现下腹部及双侧腹股沟处发热反应,临床常配合肾俞穴两点灸、神阙、中极穴双点灸、三阴交穴双点灸。腹胀、腹泻:常出现热感渗透深部,或热感呈带状向两侧腰际传导,或出现下腹部腹腔内发热感觉,临床常可配合天枢、神阙穴三点灸、足三里穴两点灸。慢性支气管炎,支气管哮喘:常出现热感沿督脉上行,可达风府,部分感传不显著者,可采用接力灸方法,用另一点燃艾条,沿督脉依次在大椎、至阳、命门穴循经往返和接力灸,使灸感接力上行至颈项部,临床常配合肺俞穴两点灸、中府穴两点灸、神阙关元穴两点灸、大椎、至阳、腰阳关穴三点灸。肾阳虚病症:常出现热感渗透深部,或热感沿督脉上行,可达风府,部分感传不显著者,可采用接力灸方法,用另一点燃艾条,沿督脉依次上行,使灸感接力上行至颈项部,临床常配合神阙、关元穴两点灸、至阳穴单点灸、足三里穴两点灸。

十二、肾俞

肾俞是足太阳膀胱经背部的经穴,也是肾的背俞穴。肾俞内应肾脏,是肾气转输,输注之所,治肾疾要穴,故名之。

【穴位定位】

在背部,第2腰椎棘突旁开1.5寸;取该穴位时,通常采用俯卧姿势,肾俞穴位于人体的腰部,当第2腰椎棘突下,左右2指宽处。

【主治病症】

遗尿,遗精,阳痿,月经不调,白带,水肿,耳鸣,耳聋,腰痛。

【常用配伍】

配太溪、三阴交治疗月经不调;配翳风、耳门治疗耳鸣、耳聋;配关元、会阴、次髎等穴治疗遗精;配中极、三阴交等穴治疗遗尿。

【热敏灸感】

阳痿、早泄:常出现热感深透至腹腔,或热感扩散至腰骶部,或热感向两侧腰部传导,或出现腹部神阙关元穴发热现象,临床常配合神阙、关元穴两点灸、三阴交穴两点灸、足三里穴两点灸。慢性前列腺炎:常出现热感深透至腹腔,或热感扩散至腰骶部,或热感向两侧腰部传导,或出现腹部神阙、关元穴发热现象,或出现两侧腹股沟发热现象,临床常配合关元、中极穴两点灸、三阴交穴两点灸、血海穴两点灸。妇科病症:常出现热感深透至腹腔,或热感扩散至腰骶部,或热感向两侧腰部传导,或出现下腹部腹腔内发热现象,临床常配合天枢、关元穴三点灸、三阴交穴两点灸、血海穴两点灸。肾虚病症:常出现热感深透至腹腔,或热感扩散至腰骶部,或热感向两侧腰部传导,或出现热感沿足太阳膀胱经上下传导,或出现腹腔内发热现象,临床常配合神阙、关元穴两点灸、三阴交穴两点灸、足三里穴两点灸。

十三、腰阳关

腰阳关是督脉上的经穴。本穴是督脉经气出入之所,穴当腰部之要冲,为下焦关藏元气与腰部运动之机关,此穴为元阴元阳之会所,故名阳关。

【穴位定位】

在腰部,当后正中线上,第4腰椎棘突下凹陷中。

【主治病症】

腰骶疼痛,下肢痿痹,月经不调、赤白带下等妇科病症,遗精、阳痿等男科病症。

【常用配伍】

配肾俞、次髎、委中主治腰腿痛;配委中、肾俞主治腰痛;配关元、会阴、次髎主治遗精。

【热敏灸感】

腰痛病:常出现热感渗透深部,或热感扩散至腰骶部,或热感呈带状向两侧腰际传导,或出现热感呈带状向一侧或两侧臀部、下肢部传导,如感传不显著者,可采用接力灸方法,取另一点燃艾条依次艾灸环跳、承扶、委中、承山穴,使灸感依次接力下行至踝部,最后艾灸腰阳关、委中穴,灸至热敏灸感消失。或出现局部酸胀、酸痛等非热觉反应。临床常配合腰部阿是穴单点灸、肾俞穴双点灸。妇科病症:常出现热感渗透深部,或热感扩散至腰骶部,或热感呈带状向两侧腰际传导,或出现下腹部腹腔内发热觉,或出现下腹部及双侧腹股沟处发热反应,临床常配合次髎穴两点灸、天枢穴双点灸。阳痿、早泄:常出现热感渗透深部,或热感呈带状向两侧腰际传导,或出现下腹部腹腔内发热感觉,或出现下腹部及双侧腹股沟处发热反应,临床常配合肾俞穴两点灸、神阙、中极穴双点灸、三阴交穴双点灸。腹胀、腹泻:常出现热感渗透深部,或热感呈带状向两侧腰际传导,或出现下腹部腹腔内发热感觉,临床常可配合天枢、神阙穴三点灸、足三里穴两点灸。

十四、大肠俞

大肠俞是足太阳膀胱经背部的经穴,也是大肠的背俞穴。大肠,大肠腑也。俞,输也。大肠俞与大肠相应,故名之。

【穴位定位】

该穴位于腰部,当第4腰椎棘突下,旁开1.5寸。

【主治病症】

腹胀,泄泻,便秘,腰痛,坐骨神经痛。

【常用配伍】

配气海、足三里、支沟主治便秘;配天枢、神阙、大肠俞主治腹泻;配合环跳、委中、承山主治坐骨神经痛;配委中、肾俞、腰阳关主治腰痛。

【热敏灸感】

腰痛:常出现热感渗透深部甚至腹腔,或热感向四周扩散至腰骶部,或热感下行经臀部向下肢传导,或出现热感呈带状向两侧腰部传导,或局部出现酸胀、酸痛非热觉反应,临床常配合肾俞穴两点灸,委中穴单点灸。腹泻、便秘:常出现热感渗透深部甚至腹腔,或热感向四周扩散至腰骶部,或出现热感呈带状向两侧腰部传导,或出现肠蠕动等非热觉反应,或出现下腹部腹腔内发热现象,临床常配合天枢穴两点灸,足三里穴两点灸。

十五、次髎

次髎,属足太阳膀胱经穴。

【穴位定位】

在骶部,当髂后上棘内下方,适对第2骶后孔处。

【主治病症】

疝气,月经不调,痛经,带下,小便不利,遗精,腰痛,下肢痿痹。

【常用配伍】

配肾俞、三阴交、三焦俞、关元主治月经不调;配合谷、地机、关元主治痛经;配膀胱俞、秩边、气海主治小便不利。

【热敏灸感】

妇科病症:常出现热感深透至腹腔,或热感扩散至腰骶部,或热感呈带状向两侧腰部传导甚至到达腹部,或出现下腹部腹腔内发热现象,临床常配合天枢、关元穴三点灸、三阴交穴两点灸。腹胀、腹泻、便秘:常出现热感深透至腹腔,或热感扩散至腰骶部,或热感呈带状向两侧腰部传导甚至到达腹部,或出现下腹部腹腔内发热现象,或出现肠蠕动现象,临床常配合天枢穴两点或三点灸、足三里穴两点灸。腰痛:常出现热感渗透深部甚至腹腔,或热感向四周扩散至腰骶部,或热感下行经臀部向下肢传导,或出现热感呈带状向两侧腰部传导,或局部出现酸胀、酸痛非热觉反应,临床常配合肾俞穴两点灸,委中穴单点灸。

第四节 上肢部常用穴位

一、肩髃

肩髃为手阳明大肠经穴。肩,穴所在部位也;髃,骨之禺也;禺乃角落之意,髃所指为骨之边缘,故名肩髃。

【穴位定位】

肩髃位于肩峰端下缘,当肩峰与肱骨大结节之间,三角肌上部中央。臂外展或平举时,肩部出现两个凹陷,当肩峰前下方凹陷处即本穴。

【主治病症】

肩臂挛痛、上肢不遂等肩、上肢病症,瘾疹。

【常用配伍】

配肩髎、肩贞、臑俞等主治肩周炎;配曲池、外关、合谷主治上肢不遂;配外关主治落枕。

【热敏灸感】

肩臂痛:常出现酸胀痛反应,也可出现热感渗透深部组织。临床常配合局部压痛点单点灸、臂臑、肩贞穴双点灸。

二、肩髎

肩髎为手少阳三焦经穴。肩,肩部;髎,孔穴。本穴在肩部,举臂时出现凹陷,故名肩髎。

【穴位定位】

肩髎位于肩部,肩髃穴后方,当臂外展时,于肩峰后下方凹陷处。取法:上臂外展平举,肩关节部即可出现两个凹陷窝,后面一个凹陷窝即是本穴。或垂肩,于锁骨肩峰端后缘直下 2 寸,当肩峰与肱骨大结节之间处取穴。

【主治作用】

肩臂挛痛不遂,胁肋疼痛。

【常用配伍】

配曲池、肩髃主治肩臂痛;配肩井、天池、养老主治上肢不遂、肩周炎;配外关、章门主治肋间神经痛。

【热敏灸感】

肩周炎:常出现热感渗透肩关节内,或热感扩散至肩关节前、外部,或热感沿上臂前侧下行,或热感外行至肩后部,或艾灸局部甚至关节腔内出现酸胀、酸痛等非热觉灸感,临床常配合肩髃、肩贞穴两点灸、臂臑穴单点灸。临床也可采用隔姜灸,常出现肩关节内酸胀酸痛等非热觉灸感,一般可灸 5~7 壮。

三、肩贞

肩贞属于手太阳小肠经,出自《素问·气穴论》。肩,穴所在部位肩部也。贞,古指贞卜问卦之意。

【穴位定位】

位于人体的肩关节后下方,臂内收时,腋后纹头上 1 寸。

【主治病症】

肩周炎,瘰疬瘿气,目疾,肩胛疼痛,腋下痛等。

【常用配伍】

配肩髎、肩髃主治肩周炎;配肘髎、外关主治肘臂挛痛。

【热敏灸感】

肩周炎:常出现热感渗透肩关节内,或热感沿上臂内侧下行,或热感上行至肩、颈项部,或艾灸局部甚至关节腔内出现酸胀、酸痛等非热觉灸感,临床常配合臑俞、肩髃穴两点灸、臂臑穴单点灸。临床也可采用隔姜灸,常出现肩关节内酸胀酸痛等非热觉灸感,或出现热感沿上臂内侧下行,一般可灸 5~7 壮。
乳腺增生:可出现热透深部,或热流沿上臂内侧下行传导,临床常配合足三里穴单点灸、中府穴单点灸、乳根穴单点灸。

四、臂臑

臂臑,为手阳明大肠经的穴位。臂,指穴所在的部位。臑,动物的前肢,为灵巧、好动之意。

【穴位定位】

垂臂屈肘时,在肱骨外侧三角肌下端。

【主治病症】

肘臂酸痛、麻木、挛急,肩周炎,肱骨外上髁炎。

【常用配伍】

配曲池、肘髎、手三里、合谷主治肘劳;配肩髃、肩髎主治肩周炎。

【热敏灸感】

肩臂痛:常出现酸胀痛反应,也可出现热感渗透深部组织并上行至肩颈下行肘部。临床常配合局部压痛点单点灸、肩髃、肩贞穴双点灸。

五、小海

小海为手太阳小肠经穴。《医宗金鉴》:"主治咽喉,牙龈肿痛等症。"《针灸甲乙经》:"风眩头痛,小海主之……"

【穴位定位】

小海位于肘内侧,当尺骨鹰嘴与肱骨内上髁之间凹陷处。取该穴时屈肘抬臂,在肘内侧,当尺骨鹰嘴与肱骨内上髁之间凹陷处即本穴。用手指弹敲该部时有电麻感直达小指。

【主治病症】

肘臂挛痛,癫痫。

【常用配伍】

配手三里主治肘臂疼痛。

【热敏灸感】

神经根型颈椎病:常出现热感沿手太阳小肠经下行至腕部,或热感上行至肩胛、颈部,临床常配合颈部阿是穴单点灸、大椎穴单点灸。

六、少海

少海为手少阴心经合穴。海为诸川之汇,深阔无量。在人身以少阴为六经之最里。又本穴治症,极为复杂,牵及多经之病,有如众症来归者,故曰"少海"。所谓少者,指少阴经言也。

【穴位定位】

屈肘,当肘横纹内侧端与肱骨内上髁连线的中点处。

【主治病症】

心痛,心悸,胸痛,呕吐,胃痛,中暑,泄泻,热病,瘰疬,肘臂痛。

【常用配伍】

配内关、大陵主治心胸痛;配神门、鱼际主治呕血;配委中、曲池主治高热中暑;配内关、中脘、足三里主治呕吐、胃痛。

【热敏灸感】

神经根型颈椎病:常出现热感沿前臂内侧下行至腕部,或热感上行至肩胛、颈部,临床常配合颈部阿是穴单点灸、大椎穴单点灸。

七、尺泽

尺泽,别名鬼受、鬼堂,属手太阴肺经的合穴。尺,"尸"(人)与"乙"(曲肘之形象)的合字,指前臂部。泽,浅水低凹处。因其位置特点而名。《黄帝内经明堂》杨上善注:"泽,谓陂泽水钟处也。尺,谓从此向口有尺也。尺之中脉注此处,留动而下,与水义同,故名尺泽。"

【穴位定位】

尺泽为手太阴肺经穴位,位于人体的手臂肘部,取此穴位时应让患者采用正坐、仰掌并微曲肘的取穴姿势,取穴时先将手臂上举,在手臂内侧中央处有粗腱,腱的外侧处即是此穴(或在肘横纹中,肱二头肌桡侧凹陷处)。

【主治病症】

咳嗽,喘息,气逆,咯血,胸胁满痛,急性腹痛吐泻,潮热消渴,肘臂挛痛。

【常用配伍】

肘臂挛痛配合谷、曲池、阿是穴;咳嗽,气喘配太渊、经渠、肺俞;吐泻配委中;咯血配孔最。

【热敏灸感】

外感头痛,咳嗽:艾灸本穴并施行接力灸,常出现热感上传反应,临床常配合风池双点灸、肺俞双点灸。项强:艾灸本穴并施行接力灸,常出现热感上传至颈项部反应,临床常配合颈项部压痛点单点灸、风池双点灸。齿痛:艾灸患侧本穴并施行接力灸,常出现热感上传至患侧颊部反应,临床常配合患侧颊车穴或下关穴单点灸。口眼歪斜:艾灸患侧本穴并施行接力灸,常出现热感上传至患侧颊部反应,临床常配合患侧翳风穴单点灸,颊车穴或下关穴单点灸。

八、曲池

曲池为手阳明大肠经的合穴。曲,屈曲也;池,水池也。曲池为手阳明之合穴,脉气流注此穴时,似水注入池中;又认为取穴时,屈曲其肘,横纹头处有凹陷,形似浅池,故名曲池。《会元针灸学》曰:"曲池者,曲者屈肘之处也,池者阳经有阴气所聚,阴阳通化,治气亦能养阴,故名曲池。"

【穴位定位】

屈肘,在肘横纹桡侧端凹陷处。取法:①屈肘成直角,当肘弯横纹尽头处;②屈肘,于肘横纹外侧端与肱骨外上髁连线的中点处。

【主治病症】

咽喉肿痛,牙痛,目赤痛,瘰疬,瘾疹,热病,上肢不遂,手臂肿痛,腹痛吐泻,高血压,癫狂。

【常用配伍】

肩背痛配肩髃、肩贞、天宗等;发热配合谷、大椎、外关、复溜;高血压配合谷、内关、足三里、三阴交、太冲;荨麻疹配风池、膈俞、三阴交,血海为主穴;两手酸痛难握物:配后溪、合谷、阳池、肩髃穴。

【热敏灸感】

热病:常出现热感沿前臂前缘下传至手,或沿上臂前缘上行至肩部,临床常配合大椎穴单点灸、风池穴双点灸。头面五官疾病:常出现热感沿上臂前缘上行至肩部,经过接力灸,热感可上行至患处。临床常配合合谷穴单点灸、局部压痛点单点灸。瘾疹:常出现灸感沿前臂前缘下传至手,临床常配合合谷穴单点灸、风门穴双点灸、足三里双点灸。腹部疾病:常出现热感渗透深部组织,并沿前臂前缘下传至手,临床常配合中脘天枢三点灸、次髎双点灸、足三里双点灸。上肢不遂、手臂肿痛:常出现局部酸胀痛的反应或热感渗透深部组织,临床常配合局部压痛点单点灸。

九、列缺

列缺为手太阴肺经的络穴,八脉交会穴之一,通于任脉,手太阴手阳明任脉之会。

【经穴定位】

在前臂桡侧缘,桡骨茎突上方,腕横纹上1.5寸,当肱桡肌与拇长展肌腱之间。简便取穴法:两手虎口自然平直交叉,一手食指按在另一手桡骨茎突上,指尖下凹陷中是穴。

【主治病症】

咳嗽,感冒,气喘,咽喉痛,半身不遂,口眼歪斜,偏正头痛,面神经麻痹,面神经痉挛,三叉神经痛,牙痛,颈项痛,掌中热,腕痛无力,小便热,阴茎痛,尿血,遗精,瘾疹,惊痫,健忘。

【常用配伍】

配哑门主治失音;配少商主治咽喉肿痛;配肺俞、风门,主治咳嗽、气喘;配合谷、大椎,主治热病无汗、头痛。

【热敏灸感】

外感头痛,咳嗽:艾灸本穴并施行接力灸,常出现热感上传反应,临床常配合风池双点灸、肺俞双点灸。项强:艾灸本穴并施行接力灸,常出现热感上传至颈项部反应,临床常配合颈项部压痛点单点灸、风池双点灸。齿痛:艾灸患侧本穴并施行接力灸,常出现热感上传至患侧颊部反应,临床常配合患侧颊车穴或下关穴单点灸。口眼歪斜:艾灸患侧本穴并施行接力灸,常出现热感上传至患侧颊部反应,临床常配合患侧翳风穴单点灸,颊车穴或下关穴单点灸。

十、外关

外关为手少阳三焦经穴。"外",指外侧,因本穴在前臂伸侧面,所以为外;"关",指关隘。本穴和内关相对,以治头肢、躯干疾患为主,故称外关。

【穴位定位】

取此穴位时应让患者采用正坐或仰卧,俯掌的姿势,该穴位于人体的前臂背侧,腕背横纹向上3指宽处,与正面内关穴相对;或当阳池穴与肘尖穴的连线上,腕背横纹上2寸,尺骨与桡骨之间。

【主治病症】

头痛、目赤肿痛、耳鸣、耳聋等头面五官疾患,热病,胁肋痛,上肢痹痛,肘部酸痛,手臂疼痛,肋间神经痛,瘰疬。

【常用配伍】

配太阳、率谷主治偏头痛;配足临泣治疗耳聋、目痛、颊肿、项强、肩痛;配后溪主治落枕;配阳池、中渚主治手指疼痛、腕关节疼痛。

【热敏灸感】

耳鸣:艾灸此穴常可出现热感沿手少阳三焦经上行传导,部分感传可传至耳部,如感传不显著者,可采用接力灸方法,用另一点燃艾条,依次艾灸曲池、臂臑、肩井、下关或听宫,以接力方式将感传引导至耳部,最后将艾条放置于听宫与外关,临床常配合风池穴两点灸。神经根型颈椎病:艾灸此穴常可出现热感渗透,或热感沿手少阳三焦经上行传至颈肩部,如感传不显著者,可采用接力灸方法,用另一点燃艾条,依次艾灸曲池、臂臑、肩井、大椎,以接力方式将感传引导至颈肩部,最后将艾条放置于大椎与外关,临床常配合肩髃穴单点灸。

十一、神门

神门出自《针灸甲乙经》。《难经·六十六难》名兑骨。别名兑中、中都、锐中。属手少阴心经,输穴、原穴。

【穴位定位】

在腕部,腕掌侧横纹尺侧端,尺侧腕屈肌腱的桡侧凹陷处。

【主治病症】

心痛心烦,惊悸怔忡,健忘失眠,癫狂,痫病,目黄,失音,喉痹,胁痛,腕关节痛等。

【常用配伍】

配内关穴、心俞穴主治心痛;配内关穴、三阴交穴主治健忘、失眠。

【热敏灸感】

失眠:常出现热感沿前臂内侧上行至肩、头项部,临床常配合足三里穴单点灸、三阴交穴单点灸、神阙穴单点灸。高血压:常出现热感沿前臂内侧上行至肩、胸部,临床常配合三阴交穴单点灸、神阙穴单点灸。

十二、合谷

合谷,属手阳明大肠经。"合",会合;"谷",山谷。因该穴在拇、食指相合,形如山谷之中间,故称合谷。孕妇慎用。别名虎口。

【穴位定位】

合谷位于手背,第1、2掌骨间,当第2掌骨桡侧的中点处。另有简便取穴法:以其中一手的拇指指骨关节横纹,放在另一手拇、食指之间的指蹼缘上,当拇指尖下即为合谷穴。

【主治病症】

头痛,目赤肿痛,鼻出血,牙痛,牙关紧闭,口眼歪斜,耳聋,痄腮,咽喉肿痛,热病无汗,多汗,腹痛,便秘,经闭,滞产。

【常用配伍】

配太阳主治头痛;配太冲主治目赤肿痛;配迎香穴主治鼻疾;配少商主治咽喉肿痛;配三阴交主治经闭、滞产;配地仓、颊车主治口眼歪斜。

【热敏灸感】

头面五官疾病:常出现透热反应,或施行接力灸时可出现灸感上传头面的传热反应,临床常配合患者下关单点灸、颊车单点灸、风池双点灸。热病无汗或多汗:艾灸此穴施行接力灸时可出现灸感上传反应,临床常配合大椎穴单点灸。腹痛、便秘:常出现透热反应,临床常配合中脘、天枢三点灸,足三里接力灸,引灸感上行腹部。经闭:常出现透热反应,临床常配合天枢双点灸,足三里接力灸,引灸感上行腹部,次髎双点灸。上肢疼痛、腕指关节活动不利:常出现透热反应,临床常配合局部压痛点单点灸。

十三、内关

内关为手厥阴心包经的络穴,八脉交会穴,通于阴维脉。《灵枢·经脉》阴溢为内关,内关不通死不治,阴气盈盛于内与阳气相背,失于协调,心暴痛,胸部烦闷、隔中满、本穴用之效也,故以内关名之一说,本穴是心包经之络穴,与三焦经相通,三焦经的络穴名外关、内关者乃相对而言。

【穴位定位】

在前臂掌侧,当曲泽与大陵的连线上,腕横纹上2寸,掌长肌腱与桡侧腕屈肌腱之间。

【主治病症】

心痛,心悸,胸闷气急,呃逆,胃痛,失眠,孕吐,晕车,手臂疼痛,头痛,胸胁痛,上腹痛,心绞痛,月经痛,腹泻,精神异常等。

【常用配伍】

配公孙穴主治肚痛;配膈俞主治胸满支肿;配中脘穴、足三里穴主治胃脘痛、呕吐、呃逆;配外关穴、曲池穴主治上肢不遂、手震颤。配患侧悬厘穴主治偏头痛;配建里穴主治胸闷。

【热敏灸感】

胃痛:常出现热感沿手厥阴心包经上行传导,或出现胃蠕动现象,临床常配合中脘穴单点灸、足三里穴双点灸。呃逆:常出现热感沿手厥阴心包经上行传导,临床常配合膈俞穴双点灸、足三里穴双点灸。失眠:常出现热感渗透,或热感沿手厥阴心包经上行传导,临床常配合神阙穴单点灸、心俞穴单点灸、足三里穴双点灸。

十四、劳宫

劳宫为手厥阴心包经的荥穴。劳,劳作也。宫,宫殿也,出自《灵枢·本输》:"掌中,中指本节之内间也。"

【穴位定位】

屈指握掌,在掌心横纹中,第3掌骨的桡侧,屈指握拳时,中指指尖所点处取穴。

【主治病症】

中风昏迷,中暑,心痛,面瘫,癫狂,痫病,口疮,口臭,鹅掌风。

【常用配伍】

配水沟、百会主治昏迷,中暑;配大椎、水沟主治小儿惊厥;配内关、公孙主治心痛;配人迎、曲池主治高血压。

【热敏灸感】

顽固性面瘫:常出现热感渗透,或热感沿手厥阴心包经上行传导,临床常配合翳风穴单点灸、神阙穴单点灸。临床也可用热水蒸气熏灸,可出现热感渗透或热感传至前臂。

第五节 下肢部常用穴位

一、环跳

环跳是足少阳胆经的经穴,穴近髋关节。又称髋骨、环谷、髀厌、髀枢、枢中、枢合中。穴名之意的"环"为圆形、环曲;"跳",跳跃;穴在臀部。主下肢动作,指下肢屈膝屈髋,环曲跳跃时,足跟可触及此穴,故名。同时经此穴治疗可使下肢疾病好转,做环曲跳跃运动。

【穴位定位】

侧卧屈股,股骨大转子最凸点与骶管裂孔连线的外 1/3 与中 1/3 交点处。

【主治病症】

骨神经痛,下肢麻痹,脑血管病后遗症,腰腿痛,髋关节及周围软组织疾病,脚气,感冒,神经衰弱,风疹,湿疹。

【常用配伍】

配居髎、委中、悬钟,主治风寒湿痹证;配殷门、阳陵泉、委中、昆仑主治下肢痹痛;配风池、曲池主治风疹。

【热敏灸感】

腰椎间盘突出症:常出现热感渗透臀部深部,或出现热感沿大腿后侧或外侧下行至小腿部,部分感传不显著者,可采用接力灸的方法,将另一点燃的艾条依次艾灸风市穴、梁丘穴、阳陵泉穴、悬钟穴,以接力方式将感传引导至小腿部,最后分别艾灸环跳穴和阳陵泉穴,临床常配合大肠俞、腰阳关穴三点灸、委中穴单点灸。

二、膝眼

膝眼,经外奇穴。出自《千金要方》,别名膝目。

【穴位定位】

屈膝,在髌韧带两侧凹陷处,在内侧的称内膝眼,在外侧的称外膝眼。

【主治病症】

腿膝痛,痿痹不仁。

【常用配穴】

配环跳、阳陵泉、足三里主治下肢痿痹;配梁丘、血海、鹤顶主治膝关节炎。

【热敏灸感】

膝骨性关节炎:常出现热流渗透膝关节腔内,或出现热感扩散至整个膝关节,或出现酸胀、酸痛等非热觉反应,临床常配合梁丘、血海穴两点灸、阳陵泉、阴陵泉穴两点灸。

三、血海

血海是足太阴脾经的腧穴之一,别名百虫窝、血郄。该穴位于髌骨底内侧缘上2寸,当股四头肌内侧头的隆起处。血,气血也。海,大也。脾经气血聚集此处。气血充斥的范围巨大如海,故名。《针灸甲乙经》中记载:"若血闭不通,逆气胀,血海主之。"《类经图翼》说:血海"主带下,逆气,腹胀"。

【穴位定位】

血海是足太阴脾经的腧穴,该穴位于髌骨底内侧缘上2寸,当股四头肌内侧头的隆起处。简便取法是:患者屈膝,医者以左手掌心按于患者右膝髌骨上缘,二至五指向上伸直对着大腿,拇指约呈45°角斜置,拇指尖下是穴。对侧取法仿此。揉按此穴有酸胀之感。

【主治病症】

月经不调,经闭,崩漏,膝股内侧痛,瘾疹,湿疹,丹毒。

【常用配伍】

月经不调配关元、三阴交等;闭经配气海、脾俞、肾俞、足三里等;崩漏配关元、三阴交、隐白、膈俞等;膝股内侧痛配阴陵泉;瘾疹配曲池、合谷、三阴交、膈俞等;湿疹配曲池、足三里、三阴交等;丹毒配合谷、曲池、委中等。

【热敏灸感】

膝关节骨性关节炎:常出现热感渗透深部,或热感扩散至膝关节内侧面,或膝关节内出现酸胀、酸痛等非热觉反应,临床常配合内外膝眼两点灸、阳陵泉穴单点灸、梁丘穴单点灸。月经不调,痛经:常出现热感渗透深部,或热感沿大腿向上传导,部分的感传可直接到达下腹部,如感传仍不能上至下腹部者,再取一支点燃的艾条放置感传所达部位的近心端点,进行接力灸,使感传到达下腹部,最后将两支艾条分别固定于血海和下腹部进行温和灸,临床常配合三阴交穴单点灸、天枢穴两点灸。荨麻疹:常出现热感渗透深部,或热感沿大腿向上传导,部分的感传可直接到达腹部,临床常配合三阴交穴单点灸、神阙穴或关元穴单点灸、风门穴或肺俞穴两点灸。慢性前列腺炎、阳痿:常可出现热感渗透深部,或热感沿大腿向上传导至下腹部,部分感传不能上至下腹部者,采用接力灸方法,使感传到达下腹部,最后将两支艾条分别固定于血海和下腹部进行温和灸,临床常配合三阴交单点灸、关元穴单点灸。

四、梁丘

梁丘是足阳明胃经的郄穴,别名跨骨、鹤顶。"郄"有孔隙的意思,郄穴是各经经气深聚的部位,常用来治疗急性病。如急性肠胃炎、胃痉挛、腹泻,可通过按揉或蜂针针刺来缓解。《针灸甲乙经》:"大惊乳痛,梁丘主之。"《针灸大成》:"主膝脚腰痛,冷痹不仁,跪难屈伸,足寒,大惊,乳肿痛。"

【穴位定位】

梁丘为足阳明胃经腿部穴位,在大腿前面,当髂前上棘与髌底外侧端的连线上,髌底上 2 寸。简易取穴法:伸展膝盖用力时,膝盖外侧筋肉凸出处的凹陷;或从膝盖骨右端,约 3 个手指左右的上方也是该穴。

【主治病症】

膝关节肿痛,下肢不遂,急性胃痛,腹泻,乳痈。

【常用配伍】

胃痛配足三里、中脘、公孙等;膝关节肿痛加双侧膝眼、膝阳关等;乳痈加膻中、乳根等;下肢不遂加阳陵泉、悬钟等;腹泻配天枢、神阙、大肠俞等。

【热敏灸感】

膝骨性关节炎:自觉热感透至膝关节内并扩散至整个膝关节,临床梁丘、阴陵泉穴双点温和灸。肠易激综合征:常出现热感沿足阳明经上行至腹部,临床常配合足三里穴单点灸。

五、上巨虚

上巨虚属于足阳明胃经,大肠下合穴。

【穴位定位】

在小腿前外侧,当犊鼻下 6 寸,距胫骨前缘 1 横指(中指)。大肠的下合穴。

【主治病症】

阑尾炎,胃肠炎,泄泻,痢疾,疝气,便秘,消化不良;脑血管病后遗症,下肢麻痹或痉挛,膝关节肿痛。

【常用配伍】

配环跳、承筋主治胫痹不仁;配血海、犊鼻、丰隆、曲池、合谷主治膝关节炎;配阳陵泉、膝眼主治膝髌肿痛。

【热敏灸感】

腹泻、便秘:常出现热感渗透局部深部,或出现热感沿足阳明经传导,部分的感传可直接到达腹部,如感传不能上至腹部者,再取一支点燃的艾条放置感传所达部位的近心端点,进行接力灸,使感传到达腹部,最后将两支艾条分别固定于上巨虚和腹部进行温和灸,临床常配合足三里穴单点灸、天枢穴两点灸。

六、犊鼻

犊鼻属足阳明胃经腧穴，犊，牛子也，即小牛。穴在髌韧带外侧凹陷中，其形似牛犊之鼻孔，故以为名。犊鼻穴又称"外膝眼"。《千金方》云膝眼"在膝头骨下，两旁陷者宛宛中"。原指有内外两穴是膝眼穴。《外台秘要》称"膝目"。故此犊鼻穴位于外侧称外膝眼，而在内侧的穴称内膝眼。《灵枢·本输》："刺犊鼻者，屈不能伸。"

【穴位定位】

屈膝，在髌骨下缘，髌韧带（髌骨与胫骨之间大筋）两侧有凹陷，其外侧凹陷中取穴。

【主治病症】

风湿、类风湿关节炎，膝骨性关节炎，外伤等各种膝关节痛患者，犊鼻为常用腧穴。膝部神经痛或麻木，下肢瘫痪，犊鼻常为辅助用穴。

【常用配伍】

膝麻木不仁配髀关、阳陵泉等；膝关节炎、膝肿痛及膝下病配梁丘、血海、鹤顶、足三里、阴陵泉、阳陵泉等穴；脚气配三阴交、悬钟，可配用艾灸、蜡疗、热敷等治疗方法。

【热敏灸感】

膝骨性关节炎：常出现热感渗透至膝关节腔内，或艾灸局部出现酸胀甚至疼痛等非热觉反应，临床常配合梁丘单点灸、内膝眼单点灸、局部阿是穴单点灸。

七、丰隆

丰隆首载于《灵枢·经脉》，被古今医学家所公认为治痰之要穴。《灵枢·经脉》："去踝八寸"；《针灸甲乙经》："在外踝上八寸，下廉外廉陷者中"；《针方六集》："条口外廉一寸陷者中，别走太阴者。"《循经考穴编》："外踝向前，旁解溪上去八寸。又法：于膝骨尽处量至脚腕中，折断当中是。"

【穴位定位】

该穴位于人体的小腿前外侧，当外踝尖上八寸，条口穴外，距胫骨前缘2横指（中指）。取穴时从腿的外侧找到膝眼和外踝这两个点，连成一条线，然后取这条线的中点，接下来找到腿上的胫骨，胫骨前缘外侧1.5寸，大约是两指的宽度，和刚才那个中点平齐，此处便为丰隆穴。

【主治病症】

气逆，喉痹卒喑，狂癫，足不收，胫枯，胸腹痛，呕吐，便秘，脚气，厥头痛，眩晕等。

【常用配伍】

配冲阳,有豁痰宁神的作用,治狂妄行走,登高而歌,弃衣而走;配肺俞、尺泽,有祛痰镇咳的作用,治咳嗽,哮喘;配照海、陶道,有涤痰醒神的作用,治癫痫。

【热敏灸感】

下肢痿痹、下肢不遂:常出现热感深透,或热感向上或向下沿足阳明胃经传导,临床常配合足三里穴单点灸、阴陵泉穴单点灸。痰饮病症:常出现热感深透,或热感向上沿足阳明胃经上行至腹部,临床常配合足三里穴单点灸、合谷穴单点灸、中脘穴单点灸。

八、足三里

足三里是足阳明胃经的合穴,也是胃腑的下合穴,三里即三寸,所谓三里者,下膝三寸也;另有人解释:古人以步代车,长途跋涉后腿酸脚软,若按压此穴后则健步如飞,可再行三里;又有人说:里同理,三里可治腹部上、中、下三部之诸症,故曰三里。《四总穴歌》:"肚腹三里留。"《灵枢·五邪》:"邪在脾胃,则病肌肉痛,阳气有余,阴气不足,则热中善饥;阳气不足,阴气有余,则寒中肠鸣腹痛。阴阳俱有余,若俱不足,则有寒有热。皆调于足三里。"

【穴位定位】

正坐屈膝,在小腿前外侧,当犊鼻下3寸,距胫骨前缘1横指。简易取穴:屈膝90°,外膝眼往下4横指,胫骨外1横指处即是本穴。

【主治病症】

胃痛,呕吐,噎膈,腹胀,泄泻,消化不良,痢疾,便秘,肠痈,下肢痹痛,膝痛,失眠,心悸,头晕,乳痈。

【常用配伍】

下肢痹痛配冲阳、仆参、飞扬、复溜、完骨等;心悸配天枢、三阴交、肾俞、行间等;头晕目眩配百会、风池、曲池、丰隆、三阴交等;乳痈配梁丘、期门、内关、肩井等;胃脘痛配中脘、内关等;呕吐配中脘、内关、公孙等;腹泻配天枢、脾俞、气海、肾俞等穴;失眠配百会、内关、神门等穴。

【热敏灸感】

胃肠疾病,如胃痛、呕吐、噎膈、腹胀、腹泻、肠鸣、便秘、痢疾等:常出现热感渗透,或热感沿足阳明胃经上行至腹部下行至足背,如感传仍不能上至腹部者,再取一支点燃的艾条放置感传所达部位的近心端点,进行接力灸使感传到达腹部,最后将两支艾条分别固定于足三里与腹部进行温和灸,临床常配合阴陵泉穴单点灸、中脘天枢穴三点灸。下肢痿痹,下肢不遂:常出现热感渗透,或热感沿足阳明胃经上行至腹部下行至足背,临床常配合丰隆穴单点灸、承山穴单点灸。面瘫:艾灸此穴,有部分灸感感传可直接到达腹部,如感传不能上至腹部者,再取一支点燃的艾条放置感传所达部位的近心端点,进行接力灸使感传到达腹部,最后将两支艾条分别固定于足三里与腹部进行温和灸,临床常配合合谷穴单点灸、翳风穴单点灸。补益正气,养生保健:艾灸此穴,有部分灸感感传可直接到达腹部,如感传不能上至腹部者,再取一支点燃的艾条放置感传所达部位的近心端点,进行接力灸,使感传到达腹部,最后将两支艾条分别固定于足三里与腹部进行温和灸,临床常配合神阙关元穴两点灸。

九、阳陵泉

阳陵泉是足少阳胆经合穴,又是八会穴之一的"筋会",位于小腿外侧当腓骨头前下方凹陷处。阳,阴阳之阳,穴在机体外侧,故为阳;陵,丘陵,膝外侧腓骨头隆起如陵;泉,水泉,穴在腓骨小头前下方陷中,经气所出犹如水泉,故名阳陵泉。

【穴位定位】

阳陵泉是足少阳胆经合穴,位于小腿外侧当腓骨头前下方凹陷处。

【主治病症】

肩周炎,膝关节炎,风湿性关节炎,类风湿关节炎,偏瘫,坐骨神经痛,扭挫伤,胆囊炎,胆绞痛,胆结石。

【常用配伍】

肩周炎配合肩髃、肩前、肩贞等;胆囊炎、胆绞痛、胆结石等配合中脘、胆囊穴等;膝关节退行性变、膝关节炎等配合膝眼、委中、足三里、阴陵泉、鹤顶等穴;坐骨神经痛配合环跳、委中、承山等。

【热敏灸感】

膝关节骨性关节炎:常出现热感透至膝关节内并扩散至整个膝关节,或穴位处出现酸胀、酸痛等非热觉反应,临床常配合内外膝眼双点灸、局部阿是穴单点灸。偏头痛:常出现热感沿躯体侧面上行甚至传导至头,部分感传不显著者,采用接力灸方法,依次接力使感传到达头面部,最后将两支艾条分别固定于阳陵泉和头面部进行温和灸,临床常配合太阳穴单点灸、风池穴双点灸、太冲穴单点灸。腰椎间盘突出症:常出现腰骶部发热现象,或热感沿下肢外侧上行至腰骶部,或下行至外踝及足背部,部分的感传不显著者,可采用接力灸的方法进行感传引导,使热感感传直达病所,临床常配合肾俞穴、腰阳关穴三点灸、委中穴单点灸。胸胁胀痛:常出现热感沿躯体侧面上行甚至传导至胸胁部,部分感传不显著者,可采用接力灸方法,将热感感传引导至胸胁部,临床常可配合日月穴单点灸、肝俞穴双点灸。

十、阴陵泉

阴陵泉为脾经合穴。"阴",指小腿内侧;"陵",高突的山丘,指胫骨内侧髁;"泉",此指凹陷。穴在小腿内侧胫骨内侧髁下凹陷中,所以称阴陵泉,与阳陵泉相对。

【穴位定位】

在小腿内侧,当胫骨内侧髁后下方凹陷处。与阳陵泉相对,当胫骨内侧缘与腓肠肌之间,比目鱼肌起点部上方。《灵枢·本输》:"辅骨之下,陷者之中也";《针灸甲乙经》补充:"在膝下内侧……";《针方六集》:"辅骨下一指";《神应经》:"屈膝取之,膝横纹头下是穴。与阳陵泉相对,稍高一寸。"

【主治病症】

急慢性肠炎,细菌性痢疾,尿潴留,尿失禁,尿路感染,阴道炎,膝关节及周围软组织疾患。

【常用配伍】

配三阴交主治腹寒;配水分主治水肿;配中极、膀胱俞、三阴交主治小便不利,《杂病穴法歌》:"小便不通阴陵泉";配足三里、上巨虚治腹胀、腹泻。

【热敏灸感】

膝关节骨性关节炎:常出现热感渗透深部,或热感扩散至膝关节内侧面,或膝关节内出现酸胀、酸痛等非热觉反应,临床常配合内外膝眼两点灸、阳陵泉穴单点灸、血海、梁丘穴两点灸。腹胀、腹泻:常出现热感渗透深部,或热感沿足太阴脾经上行,部分感传可直接到达腹部,如感传不能上至腹部者,再取一支点燃的艾条进行接力灸,依次接力使感传到达腹部,最后将两支艾条分别固定于阴陵泉和腹部进行温和灸,临床常配合足三里穴单点灸、天枢穴两点灸。消化性溃疡:常出现热感渗透深部,或热感沿足太阴脾经上行,再取一支点燃的艾条采用接力灸法,依次接力使感传到达腹部,最后将两支艾条分别固定于阴陵泉和腹部进行温和灸,临床常配合足三里穴单点灸、中脘、天枢穴三点灸,灸至热敏灸感消失。慢性消化性溃疡,也可采用麦粒灸法,艾灸时可出现热感渗透深部,或热感沿足太阴脾经上行至大腿内侧,一般可灸7~10壮。盆腔炎症:常出现热感渗透深部,或热感沿足太阴脾经上行,采用接力灸法,使热感传至下腹部,最后将两支艾条分别固定于阴陵泉和腹部进行温和灸,临床常配合三阴交穴单点灸、子宫穴两点灸、神阙穴单点灸、次髎穴两点灸,灸至热敏灸感消失。慢性盆腔炎症经久难愈者,也可采用麦粒灸法,艾灸时可出现热感渗透深部,或热感沿足太阴脾经上行至大腿内侧,一般可灸7~10壮。慢性前列腺炎:自觉热感沿大腿向上传导,部分的感传可直接到达下腹部,如感传仍不能上至下腹部者,再取一支点燃的艾条放置感传所达部位的近心端点,进行接力灸,依次接力使感传到达下腹部,最后将两支艾条分别固定于阴陵泉和下腹部进行温和灸,灸至热敏灸感消失。也可采用麦粒灸法,艾灸时可出现热感渗透深部,或热感沿足太阴脾经上行至大腿内侧,一般可灸7~10壮。

十一、三阴交

三阴交是足太阴脾经上的腧穴,位于小腿内侧,当足内踝尖上3寸,胫骨内侧缘后方。该穴为足太阴、足厥阴、足少阴三经交会之处,故名三阴交。《针灸甲乙经》:"足下热,胫痛不能久立,湿痹不能行,三阴交主之。"

【穴位定位】

位于小腿内侧,当足内踝尖上3寸,约4横指宽,按压有一骨头为胫骨,此穴位于胫骨后缘靠近骨边凹陷处即是。

【主治病症】

妇科病如月经不调、痛经、崩漏、带下、不孕、难产、阴挺;男科病如疝气、遗精、阳痿、早泄;消化系统病如腹胀腹痛、肠鸣泄泻、便秘。

【常用配伍】

下肢痿痹加髀关、伏兔、足三里、阳陵泉等;月经不调加关元、血海、照海等;痛经加关元、地机、照海等;崩漏加关元、血海、膈俞等;遗精加会阴、关元、肾俞、次髎等;阳痿加关元、中极、肾俞等穴;早泄加关元、肾俞等;失眠加神门、内关、百会、安眠等。

【热敏灸感】

腹胀、腹泻:常可出现热感渗透深部,或热感沿足太阴脾经上行,部分感传可直接到达腹部,如感传不能上至腹部者,再取一支点燃的艾条进行接力灸,依次接力使感传到达腹部,最后将两支艾条分别固定于三阴交和腹部进行温和灸,临床常配合足三里穴单点灸、天枢穴两点灸。妇产科病症:常可出现热感沿足太阴脾经上行至腹部,如感传不能上至腹部者,再取一支点燃的艾条进行接力灸,依次接力使感传到达腹部,最后将两支艾条分别固定于三阴交和腹部进行温和灸,临床常配合足三里穴单点灸、神阙穴单点灸、子宫穴两点灸及次髎穴两点灸,灸至热敏灸感消失。也可采用麦粒灸,艾灸时可出现热感渗透深部,或热感沿足太阴脾经上行至小腿内侧,一般可灸7~10壮。失眠:常可出现热感渗透深部,或出现热感沿足太阴脾经上行至腹部,如感传不能上至腹部者,可采用接力灸方法,依次接力使感传到达腹部,最后将两支艾条分别固定于三阴交和腹部进行温和灸,临床常配合足三里穴单点灸、神阙穴单点灸、内关穴单点灸,灸至热敏灸感消失。也可采用麦粒灸,艾灸时可出现热感渗透深部,或热感沿足太阴脾经上行至小腿内侧,一般可灸7~10壮。荨麻疹:常可出现热感深透,或向上或向下沿足太阴脾经传导,临床常配合肺俞穴两点灸、腰阳关穴、肾俞穴三点灸,至热敏灸感消失。慢性荨麻疹患者,也可采用麦粒灸,艾灸时可出现热感渗透深部,或热感沿足太阴脾经上行至小腿内侧,一般可灸 7 ~ 10 壮。保健:艾灸此穴常可出现表面不热或微热,而深部热感强烈,或热流向上传导至腹部,如感传不显著者,再采用接力灸法,依次接力使感传到达腹部,最后将两支艾条分别固定于三阴交和腹部进行温和灸,临床常配合足三里穴单点灸、神阙穴单点灸、腰阳关、肾俞穴三点灸。

十二、隐白

隐白属足太阴脾经,为五输穴中的井穴,五行属木。

【穴位定位】
在足大趾末节内侧,距趾甲角0.1寸(指寸)。

【主治病症】
胃炎,肠炎,消化不良,便秘,痔疮,崩漏。

【常用配伍】
配大敦主治昏厥,中风昏迷。配脾俞、上脘、肝俞主治吐血,衄血。配气海、血海、三阴交主治月经过多。配厉兑主治多梦。

【热敏灸感】
月经过多、崩漏、便血、尿血:常采用麦粒灸,艾灸时可出现热感渗透深部,或热感沿足太阴脾经上行至小腿内侧,临床常配合次髎穴两点灸、脾俞穴两点灸,灸至灸感消失,一般可灸 7 ~ 10 壮。

十三、公孙

公孙是足太阴脾经的络穴,属于八脉交会穴之一,通冲脉。本穴位于足内侧缘,当第1跖骨基底的前下方,赤白肉际处。该穴有脾经之络,脾居中土,灌溉四方,如中央黄帝君临四方,黄帝姓公孙,故名。《标幽赋》:"脾冷胃疼,泻公孙而立愈。"

【穴位定位】
位于足内侧缘,当第1跖骨基底的前下方,赤白肉际处。

【主治病症】
胃痛,呕吐,腹胀,腹痛,泄泻,痢疾,心痛,胸闷。

【常用配伍】
胃痛配足三里、中脘;呕吐配中脘、内关、足三里;腹泻配天枢、脾俞、气海、肾俞、足三里;痢疾配天枢、合谷、上巨虚、阴陵泉;腹胀、腹痛配中脘、天枢、足三里;心痛配内关、郄门、膻中。

【热敏灸感】

腹痛、腹泻:常出现热感沿足太阴脾经上行传导,部分的感传可直接到达腹部,如感传不能上至腹部者,再取一支点燃的艾条放置感传所达部位的近心端点,进行接力灸,使感传到达腹部,最后将两支艾条分别固定于公孙穴和腹部进行温和灸,临床常配合神阙、天枢三点灸,灸至灸感消失。也可采用麦粒灸,艾灸时可出现热感渗透深部,或热感沿足太阴脾经上行至小腿内侧,一般可灸7~10壮。失眠:常出现热感渗透深部,或热感沿足太阴脾经上行传导,临床常采用接力灸,使感传到达腹部,最后将两支艾条分别固定于公孙穴和神阙穴进行温和灸,临床常配合太阳穴两点灸,脾俞、心俞四点灸,灸至热敏灸感消失。也可采用麦粒灸法,艾灸时可出现热感渗透深部,或热感沿足太阴脾经上行至小腿内侧,一般可灸7~10壮。

十四、委中

委中穴是足太阳膀胱合穴,膀胱经下合穴。别名为腘中,郄中,血郄。

【穴位定位】

腘横纹中点,当股二头肌腱与半腱肌肌腱的中间。

【主治病症】

腰背痛、下肢痿痹等腰及下肢病症;腹痛,急性吐泻;小便不利,遗尿,丹毒。

【常用配伍】

衄血剧烈不止:委中、隐白;腰脊强痛配人中;腰背痛配昆仑;遗溺配关门、神门;股膝内痛配足三里、三阴交;中暑配人中、十宣;急性腰扭伤配龈交、压痛点。

【热敏灸感】

腰腿痛:艾灸此穴常可出现热感透向深部并向四周扩散,或热感沿足太阳膀胱经下行至足部(部分感传不能传至足根部者,再取一支点燃的艾条依次放置于合阳、承筋、承山、昆仑穴进行温和灸,依次接力使感传到达足部,最后将两支艾条分别固定于委中穴和昆仑穴),或热感沿足太阳膀胱经上行至腰骶部(部分感传不能传至腰骶部者,再取一支点燃的艾条依次放置于殷门、承扶、环跳、腰阳关穴进行温和灸,依次接力使感传到达腰骶部,最后将两支艾条分别固定于委中穴和腰阳关穴),或出现腰骶部发热现象,临床常配合昆仑穴单点灸、腰阳关、肾俞穴三点灸。

十五、太冲

太冲是足厥阴肝经的输穴,阴经以输为原,故又是肝经的原穴。太者大也,冲者通道也,亦指冲脉,冲脉自肾经下会于肝经,至此为极盛之地,为肝经大的通道所在,即元气所居之处,故名。

【穴位定位】

在足背上,第1跖骨间隙后方的凹陷处。

【主治病症】

头晕头痛,目赤肿痛,面瘫,耳鸣耳聋,咽喉肿痛,月经不调,崩漏,疝气,遗尿;小儿惊风,中风,原发性高血压,胁痛,下肢痿痹。

【常用配伍】

厥阴头痛配百会、通天、行间、太溪、涌泉;头晕配百会、风池、头维,太阳;面瘫配合谷及面部穴位;耳鸣耳聋配耳门、听宫、听会;中风配水沟、百会、足三里、行间;原发性高血压配百会、合谷、三阴交;胁痛配期门、足三里、阳陵泉、足临泣。

【热敏灸感】

面瘫:常出现热感渗透至足底,或热感沿足背上行经踝关节前部至小腿前侧,临床常可配合翳风穴单点灸、颊车穴单点、合谷穴单点灸。胸胁胀痛:常出现热感沿足背上行经踝关节前部至小腿前侧,少部分患者可出现热感上传至胸胁,部分患者经过接力灸的方法也可使热感上行至胸胁部,临床常配合日月穴章门穴两点灸,阳陵泉穴单点灸。眩晕、耳鸣:常出现热感沿足背上行经踝关节前部至小腿前侧,少部分患者经过接力灸的方法可出现热感上传至头面部,临床常配合合谷穴单点灸,风池穴双点灸、阳陵泉穴单点灸。

十六、承山

承山穴是临床常用穴位,属于足太阳膀胱经,别名鱼腹、肉柱。

【穴位定位】

在小腿后面正中,委中与昆仑之间,当伸直小腿或足跟上提时腓肠肌肌腹下出现三角形凹陷处。

【主治病症】

腓肠肌痉挛、脚部劳累、腰背痛、腰腿痛;便秘、脱肛、痔疮。

【常用配伍】

配大肠俞穴主治痔疾;配条口主治肩周炎,条口透承山。

【热敏灸感】

腰腿痛:常出现热感透向深部,或热感沿足太阳膀胱经上行至腰骶部(部分感传不能传至腰骶部者,再取一支点燃的艾条依次放置于委中、殷门、承扶、环跳、腰阳关穴进行温和灸,依次接力使感传到达腰骶部,最后将两支艾条分别固定于承山穴和腰阳关穴),或出现腰骶部发热现象,临床常配合委中穴单点灸、腰阳关、肾俞穴三点灸。便秘:常出现热感透向深部,或热感沿足太阳膀胱经上行至臀部及下腹部(部分感传不显著者,再取一支点燃的艾条依次放置于委中、殷门、承扶、环跳、次髎穴进行温和灸,依次接力使感传到达腰骶部,最后将两支艾条分别固定于承山穴和次髎穴),或出现下腹部腹腔内发热现象,或出现肠蠕动现象。

十七、涌泉

涌泉穴是足少阴肾经井穴。《素问·阴阳离合论》:"少阴根起于涌泉。"张隐庵集注:"涌泉,穴名,在足心下,蹅指宛宛中。"

【穴位定位】

在足底部,卷足时足前部凹陷处,约当足底2、3趾趾缝纹头端与足跟连线的前三分之一与后三分之二交点上。

【主治病症】

发热、呕吐、腹泻、五心烦热、失眠、便秘、昏厥、头痛、休克、中暑、偏瘫、耳鸣、肾炎、阳痿、遗精、各类妇科病和生殖类病。

【常用配伍】

配水沟、合谷、印堂主治昏迷;配大椎、曲池主治发热;配中脘、足三里、天枢主治腹泻;配肾俞、命门、腰阳关主治阳痿。

【热敏灸感】

失眠:常出现热感渗透,或热感扩散至足底部,临床常配合足三里穴双点灸、三阴交穴双点灸、神阙穴单点灸。头痛:常可出现热感渗透,或热感扩散至足底部,或出现头部发热现象,临床常配合风府穴单点灸、百会穴单点灸。高血压:常出现热感渗透,或热感扩散至足底部,临床常配合足三里穴双点灸、三阴交穴双点灸、神阙穴单点灸。

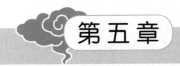

第五章

肌肉骨骼系统和结缔组织疾病

第一节 颈 椎 病

颈椎病(cervical spondylopathy)是指颈椎间盘退行性变及颈椎骨质增生,刺激或压迫了邻近的脊髓、神经根、血管及交感神经,并由此产生颈、肩、上肢一系列表现的疾病,称其为颈椎骨性关节病,简称颈椎病。

由于人类脊柱中,颈椎体积最小,强度最差,活动度大,活动频率高,单位面积承重大;随着年龄的增长及各种急、慢性劳损的累积效应,逐渐导致颈椎间盘髓核脱水、退变、纤维环膨出、破裂、颈椎间隙变窄、椎间韧带损伤、松弛,造成椎体不稳、骨膜受到牵拉和挤压,产生局部微血管破裂与出血、血肿。随着血肿的机化及钙盐的沉着,最后形成骨赘。当突出的椎间盘与增生的骨赘刺激或压迫邻近的脊神经根、椎动脉或脊髓,使其产生损伤、无菌性炎症、修复后反应等,就出现了颈椎病的临床症状。最新观点认为,颈椎病的发生是退变或损伤导致颈脊椎动静力学平衡失调,出现异位压迫或化学刺激或免疫反应而引起。颈椎病的分类目前并不十分统一,比较全面的分类可为七型,即颈型、神经根型、脊髓型、椎动脉型、交感型、混合型和其他型。

中医学称本病为颈痹,认为感受外邪、跌仆损伤、动作失度,可使颈项部经络气血运行不畅,故颈部疼痛、僵硬、酸胀;肝肾不足,气血亏损,督脉空虚,筋骨失养,气血不能养益脑窍,而出现头痛、头晕、耳鸣、耳聋;经络受阻,气血运行不畅,导致上肢疼痛麻木等症状。颈椎病主要与督脉和手、足太阳经密切相关。

【诊断依据】

1. 有慢性劳损或外伤史,或有颈椎先天性畸形、颈椎退行性病变。

2. 多发于40岁以上中年人,长期低头工作者或习惯于长时间看电视、录像者,往往呈慢性发病。

3. 颈、肩背疼痛,头痛头晕,颈部板硬,上肢麻木。

4. 颈部活动功能受限,病变颈椎棘突和患侧肩胛骨内上角常有压痛,可摸到条索状硬结,可有上肢肌力减弱和肌肉萎缩,臂丛牵拉试验阳性。压头试验阳性。

5. X线正位摄片显示,钩椎关节增生,张口位可有凿状突偏歪。侧位摄片显示颈椎曲度变直,椎间隙变窄,有骨质增生或韧带钙化,斜位摄片可见椎间孔变小。CT及磁共振检查对定性定位诊断有意义。

6. 病理分型

(1)颈型:枕颈部痛,颈活动受限,颈肌僵硬,有相应压痛点。X线片示:颈椎生理弧度在病变节段改变。

(2)神经根型:颈痛伴上肢放射痛,颈后伸时加重,受压神经根皮肤节段分布区感觉减弱,腱反射异常,肌萎缩,肌力减退,颈活动受限,牵拉试验、压头试验阳性。颈椎X线示:椎体增生,钩椎关节增生明显,椎间隙变窄,椎间孔变小。CT可见椎体后赘生物及神经根管变窄。

(3)脊髓型:早期下肢发紧,行走不稳,如履沙滩,晚期一侧下肢或四肢瘫痪,二便失禁或尿潴留。受压脊髓节段以下感觉障碍,肌张力增高,反射亢进,锥体束征阳性。X线片示:椎间隙狭窄,椎体后缘增生较严重并突入椎管。CT、MRI检查示:椎管变窄,椎体后缘增生物或椎间盘膨出压迫脊髓。

(4)椎动脉型:头痛,眩晕,耳鸣,耳聋,视物不清,有体位性猝倒,颈椎侧弯后伸时,症状加重。X线片示:横突间距变小,钩椎关节增生。CT检查可显示左右横突孔大小不对称,一侧相对狭窄。椎动脉造影见椎动脉迂曲,变细或完全梗阻。

(5)交感神经型:眼睑无力,视物模糊,瞳孔扩大,眼窝胀痛,流泪,头痛,偏头痛,头晕,枕颈痛,心动过速或过缓,心前区痛,血压增高,四肢凉或手指发红发热,一侧肢体多汗或少汗等。X线片见钩椎增生,椎间孔变狭窄,颈椎生理弧度改变或有不同程度错位。椎动脉造影有受压现象。

【治疗处方】

热敏灸的适应证为颈型、神经根型、椎动脉型三型。

1. 高发热敏穴位区域　对穴位热敏高发部位神庭、风府、风池、大椎、颈夹脊、肺俞、肩井、至阳穴区进行穴位热敏探查,标记热敏穴位。

2. 热敏灸操作步骤　首先对风府、大椎、至阳等穴区循经往返灸10～15分钟以温热局部气血,加强敏化,再施以温和灸发动感传,开通经络,然后按以下分型治疗。

(1)颈型

1）颈夹脊穴压痛点（图5-1）单点温和灸，自觉热感透向项背部并向四周扩散或自觉项背部有紧、压、酸、胀、痛感，灸至热敏灸感消失。

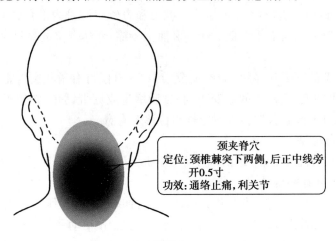

颈夹脊穴
定位：颈椎棘突下两侧，后正中线旁开0.5寸
功效：通络止痛，利关节

图5-1

2）肩井穴压痛点（图5-2）单点温和灸，自觉热感透向项背部及上肢扩散或自觉肩部有紧、压、酸、胀、痛感，灸至热敏灸感消失。

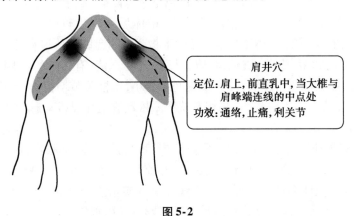

肩井穴
定位：肩上，前直乳中，当大椎与肩峰端连线的中点处
功效：通络，止痛，利关节

图5-2

3）风池、大椎穴（图5-3）三角温和灸，自觉热感沿督脉传至项背部，灸至热敏灸感消失。

（2）神经根型

1）颈夹脊穴压痛点（图5-4）单点温和灸，自觉热感透向项背部并向四周扩散或自觉项背部有紧、压、酸、胀、痛感，灸至热敏灸感消失。

2）肩井穴压痛点（图5-5）单点温和灸，自觉热感透向项背部及上肢扩散或自觉肩部有紧、压、酸、胀、痛感，灸至热敏灸感消失。

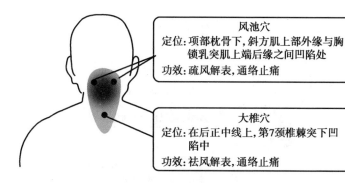

图 5-3

风池穴
定位:项部枕骨下,斜方肌上部外缘与胸锁乳突肌上端后缘之间凹陷处
功效:疏风解表,通络止痛

大椎穴
定位:在后正中线上,第7颈椎棘突下凹陷中
功效:祛风解表,通络止痛

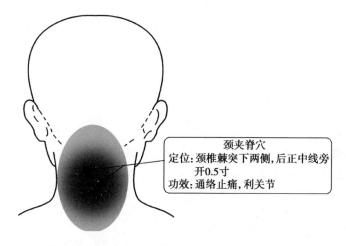

图 5-4

颈夹脊穴
定位:颈椎棘突下两侧,后正中线旁开0.5寸
功效:通络止痛,利关节

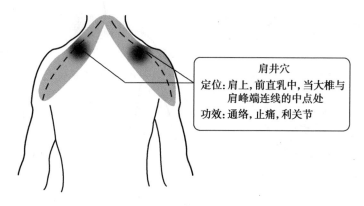

图 5-5

肩井穴
定位:肩上,前直乳中,当大椎与肩峰端连线的中点处
功效:通络,止痛,利关节

3)大椎、肺俞穴(图5-6)三角温和灸,自觉热感向项背部及上肢扩散传导至腕部,如感传不能至腕部,可再取一支点燃的艾条放置感传所达部位的端

点,进行温和灸,依次接力使感传到达腕部,灸至热敏灸感消失。

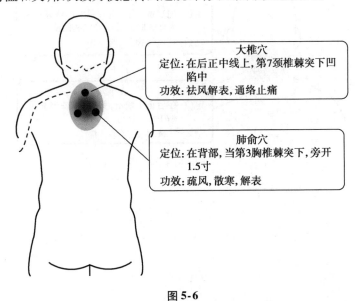

大椎穴
定位:在后正中线上,第7颈椎棘突下凹陷中
功效:祛风解表,通络止痛

肺俞穴
定位:在背部,当第3胸椎棘突下,旁开1.5寸
功效:疏风,散寒,解表

图 5-6

(3)椎动脉型:神庭、大椎穴(图5-7)双点温和灸,患者自觉热感透向穴位深部或发生扩热,传热。灸至热敏灸感消失。

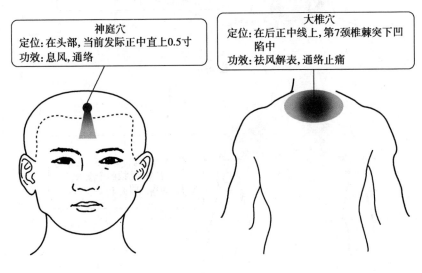

神庭穴
定位:在头部,当前发际正中直上0.5寸
功效:息风,通络

大椎穴
定位:在后正中线上,第7颈椎棘突下凹陷中
功效:祛风解表,通络止痛

图 5-7

3. 灸疗疗程　每次选取上述 2~3 组穴位,每天 1~2 次,10 次为 1 个疗程,疗程间休息 2~5 天,共 2~3 次。

【典型案例】

病例1：姚某，女，28岁，颈项部酸痛2年，加重伴头晕1星期。患者就诊前1周因伏案工作时间较长而引起颈项部酸痛，时伴头晕症状，X线摄片示颈椎病。在双侧风池穴探及穴位热敏，施行双点温和灸，5分钟后感热流徐徐入里，并扩散成片，整个后枕部温热舒适，40分钟后热流渐回缩至双风池穴，并感皮肤灼热遂停灸，完成1次热敏灸治疗，患者灸后即感头晕症状减轻。第2日又在大椎处探及穴位热敏，故施行双侧风池穴、大椎穴三点温和灸，患者感热向里渗透，并感三处热流汇合沿督脉向上传导直至神庭穴处，30分钟后热流回缩至风池穴，并感皮肤灼热遂停灸，完成1次热敏灸治疗，后按上法每日1次，连续治疗10天，症状消失，3个月后随访无复发。

病例2：李某，男，48岁，颈项部酸痛3年，常感头晕、全身乏力，曾晕倒数次。在神庭穴、大椎穴附近探及穴位热敏，遂施行双点温和灸，10分钟后神庭穴即感透热，感热流向颅内渗透，大椎穴出现扩散透传现象，感热流沿后脑正中向上传至头顶，头颅温热舒适，灸感持续时间约30分钟左右渐回缩至神庭穴，感神庭穴皮肤灼热，遂停灸。继灸大椎穴，10分钟后热流沿传导路线渐回缩至大椎，仍有透热现象，2分钟后感皮肤灼热遂停灸，完成1次热敏灸治疗。治疗结束后患者感颈项部酸痛大减。第2天治疗时，在其颈3夹脊压痛点处找到热敏穴，施灸时感艾灸之温热徐徐透里，并自觉颈部有紧压感，持续40余分钟后热敏灸感消退，遂停灸。治疗结束后颈项部轻松，活动自如，颈项部已无酸痛和压痛。继续按上法探敏治疗10次，3个月后随访，未复发。

第二节　肩　周　炎

肩周炎（periarthritis of shoulder）是以发生于肩关节周围软组织（肌肉、肌腱、筋膜、滑膜和关节囊）的无菌性炎症为基础，表现为肩部疼痛和肩关节运动功能障碍综合征的一种疾病。由于风寒是本病的重要诱因，故中医称为"漏肩风"；因本病多发于50岁左右的成人，故俗称"五十肩"。确切而言，肩周炎并非是单一病因的疾病，其发生与组织退行性变、慢性劳损、外伤及风寒湿的侵袭有关。广义的肩周炎包括肩峰下滑囊炎、冈上肌腱炎、肩袖病变、肱二头肌长头腱炎及其腱鞘炎、喙突或喙肱韧带炎、冻结肩、肩锁关节炎、肩峰下撞击综合征等多种疾病。狭义的肩周炎也就是所谓的冻结肩或粘连性关节囊炎。病理表现为肩肱关节腔内的纤维素样渗出，晚期出现关节腔粘连，容量缩小；因患肩局部常畏寒怕冷，尤其后期常出现肩关节的粘连，肩部呈现固结状，活动明显受限,故又称"肩凝症"、"冻结肩"等。早期其痛可向颈部和上臂放散,或呈弥散性疼痛,静止痛为其特征,表现为日轻夜重,晚间常可痛醒,晨起肩关节稍活动后疼痛可减轻。由于疼痛,肩关节活动明显受限。局部按压出现广泛性压痛。后期病变组织产生粘连,功能障碍加重,而疼痛程度减轻。因此,本病早期以疼痛为主,后期以功能障碍为主。

本病中医称"漏肩风",认为因体虚、劳损、风寒侵袭肩部,使经气不利所致。肩部感受风寒,阻痹气血,或劳作过度、外伤,损及筋脉,气滞血瘀,或年老气血不足,筋骨失养,皆可使肩部脉络气血不利,不通则痛。肩部主要归手三阳所主,内外因素导致肩部经络阻滞不通或失养,是本病的主要病机。

【诊断依据】

1. 老年人、妇女多发,多数人为单侧发病,起病缓慢,不一定或回忆不起来是否有外伤史,部分患者有肩部受凉史。

2. 症状

(1)疼痛:逐渐发生并加重的肩周疼痛,其特点是活动后加重、夜间加重、影响睡眠、可半夜痛醒。疼痛可向颈、背及上臂放散,但多数不超过肘关节,疼痛呈持续性。

(2)功能障碍:患侧肩关节活动度逐渐减少。患者自觉肩部僵硬,以至于梳头、穿衣、脱衣或系腰带等日常活动均感困难。

3. 体征

(1)患肩外展、外旋及手臂上举明显受限并使疼痛加重,病史长者可因神经营养障碍及肌废用导致三角肌萎缩。

(2)肩关节周围压痛点较多,主要是肌腱与骨组织的附着点及滑囊、肌腱等处,如喙突、结节间沟、肩峰下、三角肌止点、冈下肌群及其联合腱等。

4. X线平片 可摄肩部正位片,部分患者可显示肌腱钙化影像、骨质疏松或肋骨头骨质增生等改变,但是大多数为正常影像。若同时摄颈部正侧位片则可能有不同程度颈椎退变征象。

【治疗处方】

1. 高发热敏穴位区域 对穴位热敏高发部位肩部压痛点、膏肓俞、肩井等穴区进行穴位热敏探查,标记热敏穴位。

2. 热敏灸操作

(1)肩部压痛点(图5-8)单点温和灸,自觉热感透向深部并向四周扩散或自觉酸、胀、痛感,灸至热敏灸感消失。

(2)膏肓俞穴(图5-9)患侧单点温和灸,自觉热感沿腋下及上臂后内侧传至肘关节,灸至热敏灸感消失。

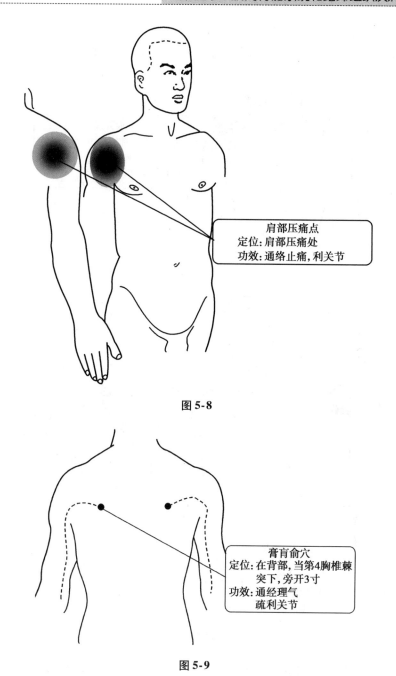

肩部压痛点
定位: 肩部压痛处
功效: 通络止痛, 利关节

图 5-8

膏肓俞穴
定位: 在背部, 当第4胸椎棘
突下, 旁开3寸
功效: 通经理气
疏利关节

图 5-9

（3）肩井穴（图5-10、图5-11）患侧单点温和灸, 自觉热感透向深部并向四周扩散或有紧、压、酸、胀、痛感或热感沿上肢传导, 部分的感传可直接到腕部, 如感传仍不能传至腕部, 再取一支点燃的艾条分别放置肩髃、臂臑、曲池、手三里、外关穴进行温和灸,依次接力使感传到达手背部,最后将两支艾条分别固定于肩井穴及手三里穴(图5-11)进行温和灸,灸至热敏灸感消失。

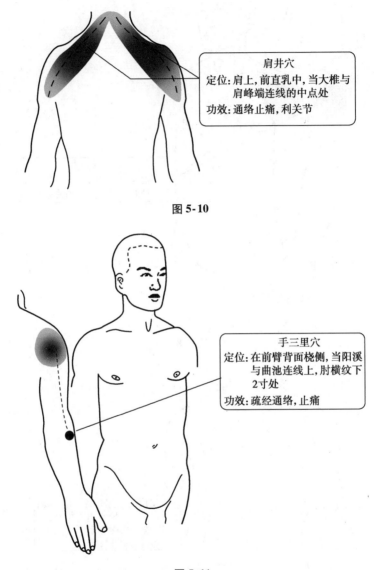

肩井穴

定位:肩上,前直乳中,当大椎与
　　　肩峰端连线的中点处

功效:通络止痛,利关节

图 5-10

手三里穴

定位:在前臂背面桡侧,当阳溪
　　　与曲池连线上,肘横纹下
　　　2寸处

功效:疏经通络,止痛

图 5-11

3. 灸疗疗程　每次选取上述1~2组穴位,每天1次,10次为1个疗程,疗程间休息2~5天,共2~3个疗程。

【典型案例】

病例1:李某,女,66岁,左肩关节酸胀疼痛、活动受限1个月,诊断为肩周炎。在患者左肩外侧压痛点、肩髃穴区可探及穴位热敏,遂施行双点温和灸,5分钟后患者感压痛点局部透热,且酸胀明显,肩髃穴区出现透热现象,患者感热徐徐向里渗透,持续时间达30分钟后,后透热及酸胀现象消失,遂停灸,灸后患者即感肩部温暖舒适,疼痛稍解。第2天复诊,左肩关节活动度增加,疼痛较前减轻。共按上法于左肩压痛点处、肩髃穴区施热敏灸15次后,左肩关节已无疼痛,活动基本正常,3个月后随访无复发。

病例2:戴某,女,52岁,左肩关节酸胀疼痛、活动明显受限,无法穿衣2个月,受寒和夜间疼痛加重,夜不能寐,诊断为肩周炎。在左肩井穴区附近可探及穴位热敏。即施单点温和灸,数分钟后感热流如水柱向皮肤深部灌注,整个左肩背部感到温热,约30分钟后,热流沿上臂外侧下行,经行接力热敏灸,热流可达左手拇指附近,即感左上肢温热感,左肩关节疼痛明显减轻。灸感持续约15分钟后热感渐回缩至并感左肩井穴区皮肤灼热,乃停灸,完成1次热敏灸治疗。灸后左肩关节轻微疼痛,左上肢上举、外展、后伸动作均好转。继续按以上方案探敏治疗20次,同时嘱加强肩关节活动。治疗结束后左肩关节疼痛消失,活动自如。3个月后未复发。

第三节　网　球　肘

网球肘(tennis elbow),又称肱骨外上髁炎,是肱骨外上髁处附着的前臂伸肌群,特别是桡侧伸腕肌起点反复牵拉而产生的慢性损伤性炎症。一般起病缓慢,常反复发作,无明显外伤史,多见于从事旋转前臂和屈伸肘关节的劳动者,如木工、钳工、水电工、矿工及网球运动员等,主要与长期旋转前臂、屈伸肘关节及肘部受震荡等因素有关。近年来肱骨内上髁炎也逐渐出现,是肱骨内上髁处附着的前臂腕屈肌腱的慢性损伤性肌筋膜炎,又称高尔夫球肘;尺骨鹰嘴炎是尺骨鹰嘴处附着肌腱的慢性劳损,又称矿工肘或学生肘。根据压痛点较易区别。本节将一并介绍。

本病中医称肘劳或伤筋,病因主要为慢性劳损,前臂在反复地做拧、拉、旋转等动作时,可使肘部的筋脉慢性损伤,迁延日久,气血阻滞,脉络不通,不通则痛。肘外部主要归手三阳经所主,故手三阳经筋受损是本病的主要病机。

【诊断依据】

1. **症状**　起病缓慢,肘关节外侧疼痛,向前臂和上臂放射。持物无力。

2. **体征**　肱骨外上髁指伸肌腱起点处局限性压痛,局部不红肿,肘关节活动范围正常。前臂伸肌腱牵拉试验(Mills试验)阳性(即肘屈曲,握拳,屈腕,然后将前臂主动旋前同时伸肘,引起肘外侧疼痛)。

3. **影像学检查**　X线片通常正常,有时可见钙化阴影、肱股外上髁粗糙、骨膜反应等。

【治疗处方】

1. 高发热敏穴位区域　对穴位热敏高发部位局部压痛点、厥阴俞、手三里、阳陵泉(健侧)进行穴位热敏探查,标记热敏穴位。

2. 热敏灸操作

(1)局部压痛点(图5-12)单点温和灸,自觉热感透向深部并向四周扩散或自觉深部有紧、压、酸、胀、痛感,灸至热敏灸感消失。

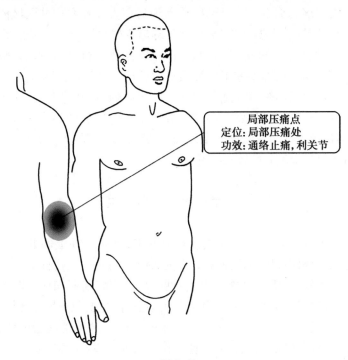

图 5-12

(2)厥阴俞穴(图5-13)双点温和灸,自觉热感沿腋下及上臂后外侧传至肘关节处,灸至热敏灸感消失。

(3)手三里穴(图5-14)单点温和灸,自觉热感深透,或向上或向下沿手阳明大肠经传导,灸至热敏灸感消失。

(4)阳陵泉穴(图5-15)健侧单点温和灸,自觉热感透向深部或向上或向下沿足少阳胆经传导或自觉局部有紧、压、酸、胀、痛感,灸至热敏灸感消失。

3. 灸疗疗程　每次选取上述1~2组穴位,每天1次,10次为1个疗程,疗程间休息2~5天,共2个疗程。

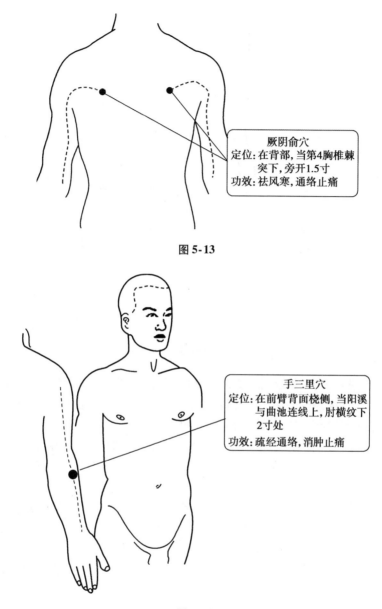

厥阴俞穴
定位:在背部,当第4胸椎棘
突下,旁开1.5寸
功效:祛风寒,通络止痛

图 5-13

手三里穴
定位:在前臂背面桡侧,当阳溪
与曲池连线上,肘横纹下
2寸处
功效:疏经通络,消肿止痛

图 5-14

【典型案例】

病例1:李某,女,59 岁,右肘关节疼痛 2 个月,患者因常干家务引起右肘关节疼痛无力,提热水瓶、拧毛巾、扫地时疼痛加剧,局部压痛明显。在患者局部压痛处、手三里区可探及穴位热敏,遂施行双点温和灸,5 分钟后患者感压痛点的艾热向里渗透并向四周扩散,自觉压痛点深部有胀感,手三里有热徐徐

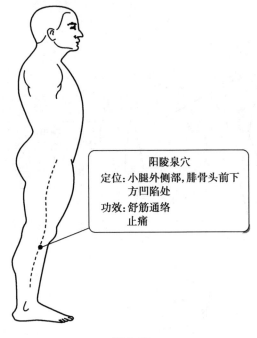

阳陵泉穴
定位:小腿外侧部,腓骨头前下
　　　方凹陷处
功效:舒筋通络
　　　止痛

图 5-15

向里渗透,患者感右肘关节温暖舒适,40 分钟后透热、扩热现象消失,患者感局部皮肤灼热遂停灸。第 2 天复诊,右肘关节疼痛减轻,继续按上法探敏治疗15 次,肘关节疼痛消失。3 个月后随访未复发。

　　病例 2:王某,女,47 岁,左肘关节疼痛 1 个月。肘关节外侧酸痛无力,提热水瓶、拧毛巾、前臂旋转时疼痛加剧,局部压痛明显。在左厥阴俞穴探及穴位热敏,即对左厥阴俞穴施单点温和灸,5 分钟后感艾热向左肘关节附近传导,当即给予接力热敏灸,热感传至环指末端,自觉整只手臂温热舒适,灸至35 分钟,热感沿传导路线回传。左厥阴俞穴仍感透热,继灸左厥阴俞穴 5 分钟,热感继续回缩至左厥阴俞穴,且皮肤感灼热后停灸,完成 1 次热敏灸治疗。第 2 天左肘关节肿痛明显减轻,继续按上法探敏治疗13 天,肘关节肿痛消失。3 个月后随访未复发。

第四节　膝骨性关节炎

　　膝骨性关节炎(knee osteoarthritis)是一种常见的慢性关节疾病,主要病变特点为膝关节软骨的退行性变化和继发性骨质增生,多见于中老年人,女性多于男性。好发部位为负荷较大的关节,如膝关节。本病的名称比较混乱,如骨关节炎、退行性关节炎、退行性骨关节病、增生性关节炎、老年性关节炎及肥大性关节炎等。现代医学认为骨关节炎主要与年龄增大,内分泌紊乱有关,也可由外伤,姿势不正造成,遗传因素对本病也有一定影响。骨关节炎主要病理改变为软骨退行性变和消失,以及关节边缘韧带附着处和软骨下骨质反应性增生形成骨赘,并由此引起关节疼痛,僵直畸形和功能障碍。

中医将本病称为骨痹,认为肾为先于之本而主骨,骨的病变属于肾;因此,骨关节炎的发病由年老体衰,素体虚弱,肝肾亏虚,气血凝滞复感风寒湿热之邪而经络气血阻滞,迁延日久,邪实正虚日益加重而形成骨痹。

【诊断依据】

临床标准

1. 近 1 个月大多数时间有膝关节疼痛。

2. 有骨摩擦音。

3. 晨僵≤30 分钟。

4. 年龄≥38 岁。

5. 有骨性膨大。

满足 1 + 2 + 3 + 4 条,或 1 + 2 + 5 条或 1 + 4 + 5 条者可诊断膝骨关节炎。

临床 + 影像学标准

1. 近 1 个月大多数时间有膝痛。

2. X 线片示骨赘形成。

3. 关节液检查符合骨关节炎。

4. 年龄≥40 岁。

5. 晨僵≤30 分钟。

6. 有骨摩擦音。

满足 1 + 2 条或 1 + 3 + 5 + 6 条,或 1 + 4 + 5 + 6 条者可诊断膝骨关节炎。

【治疗处方】

1. 高发热敏穴位区域 对穴位热敏高发部位局部压痛点、内外膝眼、梁丘、阴陵泉、血海、阳陵泉等穴区进行穴位热敏探查,标记热敏穴位。

2. 热敏灸操作

(1)膝部压痛点(图 5-16)单点温和灸,自觉热感透至膝关节内或扩散至整个膝关节或局部有酸、胀、痛感,灸至热敏灸感消失。

(2)内、外膝眼穴(图 5-17)患侧双点温和灸,自觉热感透至膝关节内并扩散至整个膝关节,灸至热敏灸感消失。

(3)梁丘、阴陵泉穴(图 5-18)双点温和灸,自觉热感透至膝关节内并扩散至整个膝关节,灸至热敏灸感消失。

(4)血海、阳陵泉穴(图 5-19)双点温和灸,自觉热感透至膝关节内并扩

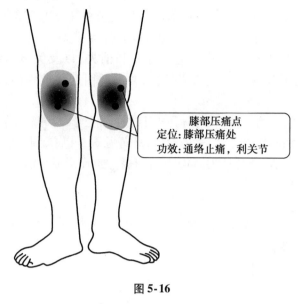

膝部压痛点
定位:膝部压痛处
功效:通络止痛,利关节

图 5-16

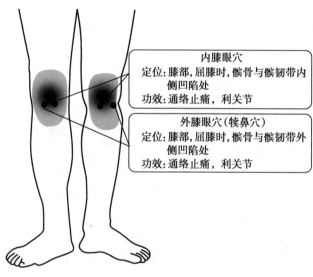

内膝眼穴
定位:膝部,屈膝时,髌骨与髌韧带内
侧凹陷处
功效:通络止痛,利关节

外膝眼穴(犊鼻穴)
定位:膝部,屈膝时,髌骨与髌韧带外
侧凹陷处
功效:通络止痛,利关节

图 5-17

散至整个膝关节,灸至热敏灸感消失。

3. 灸疗疗程　每次选取上述 1~2 组穴位,每天 1 次,10 次为 1 个疗程,疗程间休息 2~5 天,共 2~3 个疗程。

【典型案例】

病例 1:田某,女,67 岁,右膝疼痛 10 年余,加重 1 个月。患者 10 年前无明显诱因出现右膝关节疼痛不适,前 1 个月因为受寒后疼痛加重,下楼困难,

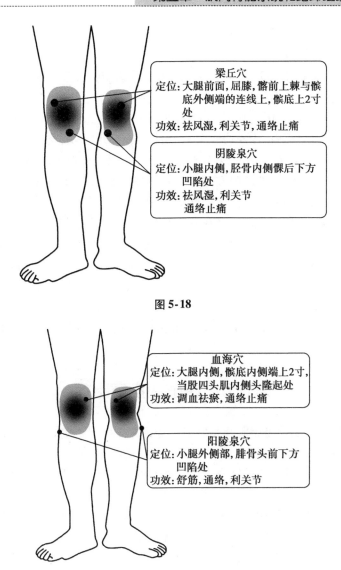

图 5-18

梁丘穴
定位:大腿前面,屈膝,髂前上棘与髌底外侧端的连线上,髌底上2寸处
功效:祛风湿,利关节,通络止痛

阴陵泉穴
定位:小腿内侧,胫骨内侧髁后下方凹陷处
功效:祛风湿,利关节通络止痛

图 5-19

血海穴
定位:大腿内侧,髌底内侧端上2寸,当股四头肌内侧头隆起处
功效:调血祛瘀,通络止痛

阳陵泉穴
定位:小腿外侧部,腓骨头前下方凹陷处
功效:舒筋,通络,利关节

无法下蹲,最大行走距离小于300m。曾去西医院治疗,给予玻璃酸钠注射5针疼痛无明显缓解。查体:舌淡、苔白腻,脉紧,右膝轻微肿胀、右膝研磨试验阳性。行X线摄片示:半月板损伤,关节腔少量积液,骨质增生。示:右膝骨性关节炎。诊断为膝骨性关节炎。经探查,于右侧外膝眼、鹤顶穴区探及热敏现象。给予其外膝眼、鹤顶双点温和灸,约5分钟后即出现透热现象,热感流向膝关节内部缓缓灌注,约5分钟后,热流传至整个膝关节深部,温热舒适。灸感持续约50分钟后回缩,皮肤灼热后停灸,完成1次治疗,灸后感右膝关节

疼痛减轻,肿胀消失,继续治疗 10 次,患者诉右膝关节活动自如,无明显不适。半年后随访,未闻复发。

病例 2:周某,女,53 岁,3 年前外感风寒后感左膝关节酸痛、轻微肿胀,晨起时疼痛较重,轻度活动后疼痛缓解。未引起重视,左膝关节反复出现肿胀疼痛,休息时也感疼痛,影响睡眠,上下楼梯须扶手支持,无法下蹲,稍做运动左腿发软,按摩治疗无效,诊断为膝关节骨性关节炎,经热敏灸治疗后 1 年余未发。近月来因劳累又发,左膝关节肿胀疼痛,上下楼梯须扶手帮助,无法下蹲。在左血海穴下 2 寸处、外膝眼穴探及穴位热敏。即选左血海穴下 2 寸处施单点温和灸,于数秒钟后感热流向皮肤深部灌注,约 5 分钟后,感热流下传穿透关节腔至左阳陵泉穴附近,故又在左阳陵泉穴施灸,立感热流迅速沿小腿外侧下传于外踝、足背,感外踝部热量大于施灸处,灸至 50 分钟后感左阳陵泉穴处皮肤灼痛,即停灸左阳陵泉穴。70 分钟后,热流回缩至左血海穴下 2 寸处,感皮肤灼痛,完成 1 次治疗。灸后感左膝关节疼痛减轻,当晚睡眠好。按上述治疗方案治疗 10 次,膝关节肿胀明显减轻,仅于上下楼梯时稍感左膝关节酸痛,下蹲稍感困难。继续按以上方案探敏治疗 10 次,左膝关节行走时无明显不适。

第五节　腰椎间盘突出症

腰椎间盘突出症是腰腿痛最常见的原因之一,是因腰椎间盘变性、纤维环破裂、髓核突出刺激或压迫神经根所表现的一种综合征。本病以 L_{4-5}、$L_5 \sim S_1$ 间隙发病率最高,约占腰椎间盘突出症的 90%~96%,一般多个腰椎间盘同时发病者较少,约占 5%~22%。腰椎间盘突出症的产生,多半患者有不同程度的腰部外伤史,如弯腰搬重物或负重情况下突然滑倒引起腰扭伤所致。另一种情况是可能并无外伤史,多因椎间盘先有退行性变,然后再加上轻微的动作就会导致纤维环的破裂而发生本病。

本病的内因是椎间盘的退行性改变;外因则有损伤、劳损及受寒冷等。腰椎是人体负重、活动的枢纽,在受外力时,腰椎间盘要受到来自不同方位的应力,因此,最易发生萎缩、弹性减弱等退行性病变。椎间盘自身没有血液循环,修复能力较弱,退行性改变是一种规律性变化,以 20 岁为发育高峰,以后就开始了退行性改变,表现为纤维环变性即增厚、弹性减小。30 ~ 40 岁时椎间盘蛋白多糖减少,髓核趋向胶原化,失去其弹力及膨胀性能。椎间盘退行性改变常以髓核进展最快,软骨板也随年龄增长变薄和不完整,并产生软骨囊样变性及软骨细胞坏死,纤维环附着点亦松弛,加之腰椎间盘纤维环后外侧较为薄弱,而纵贯椎骨内椎体后方的后纵韧带到第 1 腰椎平面以下逐渐变窄,至第5腰椎和第1骶椎间的宽度只有原来的一半,因而造成自然结构的弱点。外伤及长期劳损是引起腰椎间盘突出的重要原因。腰椎呈生理前凸、椎间盘后薄前厚,弯腰时髓核向后方移动而产生反抗性弹力,其弹力的大小与负重压力的大小成正比,如果负重压力过大,纤维环的退变及本身已有的缺陷,髓核就有可能冲破纤维环固定而脱出,突出或分离。积累劳损时,髓核长期不能得到正常充盈,影响纤维环的营养供应,致使纤维环损伤而不易修复,久之使退变的椎间盘薄弱点出现小裂隙。此裂隙多出现在纤维环后部,可涉及纤维环的不同深度,也可出现在软骨板,变成髓核突出的通道。另外,不少患者并无外伤及劳损史,仅有受寒史,寒冷可导致腰椎部的血管和肌肉痉挛,一方面影响血供和营养,另一方面导致椎间盘的压力增大。

本病属于中医学的腰痛或腰腿痛,中医学认为外伤或劳损可致瘀血阻滞筋脉,出现不通则痛;或寒湿、湿热之邪侵犯腰部经络,导致经脉不通;肝肾亏虚,肾主骨,筋骨失养,遂致本病。根据经络学说,足太阳经夹脊抵于腰,督脉贯脊循行于腰部,足少阴经"贯脊属肾",又有"腰为肾之府"之称,故腰痛多与足太阳经、督脉和足少阴经脉、经筋病变有关。

【诊断依据】

1. 症状 大多数患者具有腰扭伤和(或)腰痛病史,以后腰痛可缓解,而下肢痛明显,或两者同时存在。腹压增高时下肢痛加剧,疼痛严重时患者可卧床不起、翻身困难。较多患者疼痛可反复发作,并伴随发作次数的增加而程度加重、持续时间延长,且发作间隔时间缩短。同时可伴有小腿麻木感。突出物大且为中央型时可出现双下肢痛。

2. 体征

(1)腰椎曲度异常:表现为腰椎生理曲度减小或消失,或有侧弯畸形。反侧凸的强直动作加重下肢痛症状。

(2)腰部活动受限:前屈或向患侧侧屈活动明显受限,强制活动时可加重疼痛症状。

(3)压痛与放射痛:深压椎间盘突出部位的椎体棘突旁时,局部有明显疼痛并可伴有放射性痛。

(4)直腿抬高试验和(或)加强试验阳性:直腿抬高60°以内即可出现坐骨神经痛,称为直腿抬高试验阳性。直腿抬高试验阳性时,缓慢降低患肢高度,待疼痛消失,再被动背屈患肢踝关节以牵拉坐骨神经,如又出现反射痛称为加强试验阳性。

(5)屈颈试验与颈静脉压迫试验(Naffziger征)阳性。

(6)股神经牵拉试验阳性,提示L_{2-4}神经张力增加。

（7）运动和感觉异常：坐骨神经受累时，腓肠肌张力减低，足踇背伸肌力减弱；病程较长者，常有足背肌萎缩；股神经受累时，股四头肌肌力减弱，肌肉萎缩。皮肤感觉在初期为感觉过敏，以后为迟钝或消失。改变区域与受累神经根相关。

（8）腱反射改变：$L_5 \sim S_1$ 神经根受压时，跟腱反射迟钝或消失；L_{3-4} 神经根受压时，膝反射迟钝或消失。

3. 影像学检查

（1）X 线平片：腰椎生理曲度消失，腰椎侧弯。部分患者可见某一或更多节段腰椎间隙前窄后宽。大多数患者伴有脊柱退行性改变。同时可除外局部结核、肿瘤等导致腰骶神经痛的骨病。

（2）CT：可见椎间盘髓核向后、侧方突出，压迫硬膜囊或神经根。同时可显示是否有椎管或侧隐窝狭窄等情况。

（3）MRI：可显示椎间盘髓核突出及压迫硬膜囊或神经根等情况。同时可鉴别有无马尾肿瘤、椎管狭窄等其他疾病。

注意：无论何种影像学检查，都必须结合病史、症状和体征方能作出最后诊断。

（4）肌电图检查：若患者存在脊神经根损害时，肌电图检查可协助定位诊断和鉴别诊断。以下为不同部位单侧腰椎间盘突出症的临床表现。

1）腰 3 ~ 腰 4 椎间盘突出：腰神经根受压，腰背、骶髂部、髋、大腿前外侧、小腿前侧痛，小腿前内侧麻木，伸膝无力。

2）腰 4 ~ 腰 5 椎间盘突出：腰神经根受压，腰背、骶髂部、髋部、大腿后外侧、小腿后外侧疼痛，小腿外侧或足背踇趾麻木，偶可足下垂，踇趾背伸无力。

3）腰 5 ~ 骶 1 椎间盘突出：骶神经根受压，腰背、骶髂部、髋部、大腿和小腿后外侧痛；小腿后外侧及外侧三足趾的足背麻木，偶有足跖屈及屈趾无力。

【治疗处方】

1. 高发热敏穴位区域　对穴位热敏高发部位腰俞、命门、至阳、关元俞、腰部压痛点、委中、承扶、阳陵泉、昆仑等穴区进行穴位热敏探查，标记热敏穴位。

2. 热敏灸操作

（1）腰俞、命门、至阳穴（图 5-20）循经往返灸和接力灸，振奋督脉阳气，可觉热感沿背腰骶部督脉传导，灸至热敏灸感消失。

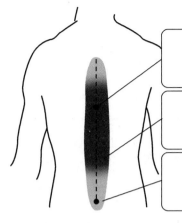

至阳穴
定位:在背部,当后正中线上,
第7胸椎棘突下凹陷中
功效:强脊,通络,止痛

命门穴
定位:在腰部,当后正中线上,
第2腰椎棘突下凹陷中
功效:补益肾气,强健腰脊

腰俞穴
定位:在骶部,当后正中线上,
适对骶管裂孔
功效:强腰利脊,通络止痛

图 5-20

(2)腰部压痛点(图5-21)单点温和灸,自觉热感透向深部甚至腹腔或向四周扩散或自觉局部有紧、压、酸、胀、痛感或向下肢传导,灸至热敏灸感消失。

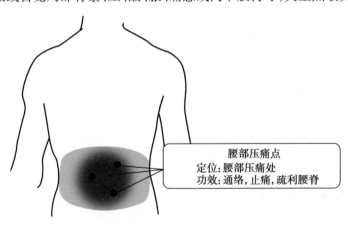

腰部压痛点
定位:腰部压痛处
功效:通络,止痛,疏利腰脊

图 5-21

(3)关元俞穴(图5-22)患侧单点温和灸,自觉热感透向深部并向四周扩散或有紧、压、酸、胀、痛感或热感沿下肢传导,部分的感传可直接到达脚跟部,如感传仍不能传至脚跟部,再取一支点燃的艾条分别放置承扶、委中、阳陵泉、昆仑穴进行温和灸,依次接力使感传到达脚跟部,最后将两支艾条分别固定于昆仑及关元俞穴进行温和灸,灸至热敏灸感消失。

3. 灸疗疗程　每次选取上述 1~2 组穴位,每天 1 次,10 次为 1 个疗程,疗程间休息 2~5 天,共 1~2 个疗程。

【典型案例】
病例1:陈某,男41岁,左腰痛 1 年余,左侧下肢放射痛 1 个月,加重 3 天。

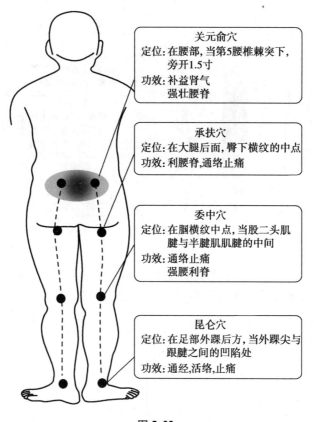

关元俞穴
定位:在腰部,当第5腰椎棘突下,
　　旁开1.5寸
功效:补益肾气
　　强壮腰脊

承扶穴
定位:在大腿后面,臀下横纹的中点
功效:利腰脊,通络止痛

委中穴
定位:在腘横纹中点,当股二头肌
　　腱与半腱肌肌腱的中间
功效:通络止痛
　　强腰利脊

昆仑穴
定位:在足部外踝后方,当外踝尖与
　　跟腱之间的凹陷处
功效:通经,活络,止痛

图 5-22

患者 1 年前某日由于受寒,劳累后自觉左侧腰部酸胀疼痛,休息后疼痛缓解,其后每因劳累后复发。3 天前由于坐长途车颠簸后出现腰痛发作,左下肢放射痛加重,行走疼痛加剧,休息亦不缓解。查体:舌质暗、少苔,脉沉涩,腰部肌肉紧张僵硬,左侧 $L_4 \sim S_1$ 棘突下压痛,左直腿抬高试验阳性,诊断为腰椎间盘突出症。经探查,于双侧关元俞、左昆仑及左阳陵泉穴区探及热敏化现象,遂在双侧关元俞处施行双点温和灸,约 5 分钟后患者感觉热感向腰骶深部渗透并腹腔内扩散,持续约 30 分钟,其后热感慢慢减弱并回缩至关元穴区,感皮肤灼热后停灸,改灸左阳陵泉和左昆仑,施行双点温和灸,约 5 分钟后感觉所灸之处呈带状热流,均向左腰部传导直达腰骶部,温热舒适,持续约 40 分钟后热感回缩,感皮肤灼热后停灸,完成 1 次治疗。灸后患者腰腿痛明显减轻,继续上述方案每日治疗 2 次,共治疗 10 天,嘱患者卧硬板床休息。10 天后,自诉腰部无任何不适,下肢活动自如,病情痊愈,半年后随访,未闻复发。

病例 2:郑某,男,50 岁,腰部伴左下肢疼痛反复发作 5 年。查 CT 示:L_{4-5} 椎间盘突出,诊断为腰椎间盘突出症。现腰痛又发,并放射至左下肢,活动困难。在至阳、双关元俞处探查到穴位热敏,对此三穴施 T 温和灸,5 分钟后感觉热感由至阳穴处向里渗透,并深透至胸腔,10 分钟后成 2 指宽带状热感由至阳沿着后背正中向下传导腰骶部,并向腰骶深部扩散,持续 20 分钟左右,胸腔和腰骶部的热扩散感逐渐减弱,50 分钟后后背正中带状热感减弱,回缩至施灸点并感皮肤灼热热后停灸,完成 1 次热敏灸治疗。灸后感症状好转,疼痛酸麻感减轻。第 2 天复诊,在阳陵泉穴附近探查到穴位热敏,施接力热敏灸治疗,热感传至腰部。治疗 7 次后,腰部疼痛明显减轻,能直腰行走,腰部功能活动明显好转。嘱按上法自行温和灸腰部,每天 1 次,每次 1 穴,3 周后随访,症状基本消失。

第六节　肌筋膜疼痛综合征

肌筋膜疼痛综合征(myofascial pain syndrome)又称肌筋膜炎,是指肌筋膜非特异性炎症,较多患者是由于脊柱疾患所致,其次为慢性损伤及致痛性炎症(包括风湿病、病灶性毒素或免疫性疾患)所致。通常主要发生在颈部和腰背部肌筋膜,也可发生在四肢等活动频繁的肌肉群。本病的病名比较混乱,又称肌筋膜纤维织炎、肌纤维组织炎、肌硬结病、肌筋膜综合征等。本病多发生于潮湿寒冷环境下野外工作者;慢性劳损为另一个重要的发病因素,见于腰背部长期超负荷劳动的人群。其他如病毒感染、风湿病的肌肉变态反应及精神因素等都是诱发该症的因素。本节主要讨论颈肌、腰背肌筋膜疼痛综合征。

本病属中医学痹证范畴,久卧湿地,贪凉或劳累后复感寒邪,风寒湿邪侵入机体,寒凝血滞,使肌筋气血运行不畅,经络痹阻不通;或劳作过度,筋脉受损,气血阻滞脉络;或素体虚弱,气血不足,筋脉失荣,上述原因均可导致本病发生。

【诊断依据】

1. 颈肌筋膜疼痛综合征

(1)自觉颈后部僵硬感、紧束感或有重物压迫之沉重感,致使颈部活动不灵活。当静止不活动时如早晨起床后,这种僵硬、沉重症状加重。经颈部活动后症状逐渐减轻,并自觉轻松。但疲劳或过度活动后症状反而恶化。同时伴有深在持续性酸、胀痛或钝痛。患者自己能指出感觉最僵硬及疼痛的具体部位。

(2)发病缓慢,病程较长,可持续数周或数月。也有因受凉或头颈长期处于不协调或强迫姿势后而急性发病。

(3)不适感及症状只局限于颈后部,严重者可伴有头痛或牵涉一侧肩、背部。但无神经血管症状。肌肉僵硬及压痛的多发部位在枕骨下方,胸锁乳突肌、斜方肌相交的凹陷处（相当于天柱穴），其深部为枕大神经，故受累后可引起后头及枕部疼痛。

（4）检查时在局部可触及皮下深部有硬结，并伴有明显压痛。此硬结常形成触发机构。

2. 背肌筋膜疼痛综合征

（1）症状：腰背部、臀部等处的弥漫性疼痛，且以腰部两侧及髂嵴上方最为明显。疼痛性质以隐痛、酸痛或胀痛为主，同时可伴有酸沉、僵硬、麻木等其他不适感觉。疼痛可随时间、体位、气候和劳累程度发生改变。

（2）体征：腰背部、臀部等处有特定的压痛点，压痛点常可放射。触诊检查时，在腰背部可摸到呈弥漫分布的大小不等的结节或条索状物。

【治疗处方】

1. 高发热敏穴位区域　对穴位热敏高发部位局部痛点穴、胸夹脊穴、膏肓俞、至阳、腰阳关、大肠俞、手三里、阳陵泉等穴区进行穴位热敏探查，标记热敏穴位。

2. 热敏灸操作

（1）项背部

1）局部压痛点（图5-23）单点温和灸，自觉热感透向深部并向四周扩散或自觉局部有紧、压、酸、胀、痛感，灸至热敏灸感消失。

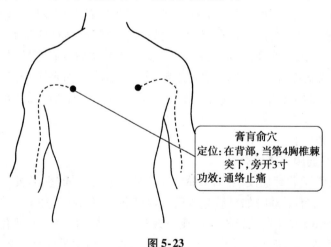

膏肓俞穴
定位：在背部，当第4胸椎棘突下，旁开3寸
功效：通络止痛

图 5-23

2）膏肓俞穴（图5-24）患侧单点温和灸，自觉热感透向深部并向四周扩散或传至上肢，部分的感传可到达腕关节，如感传仍不能下至腕关节，再取一支点燃的艾条放置感传所达部位的远心端点，进行温和灸，依次接力使感传到达腕关节，最后将两支艾条分别固定于膏肓俞和腕关节进行

温和灸,灸至热敏灸感消失。

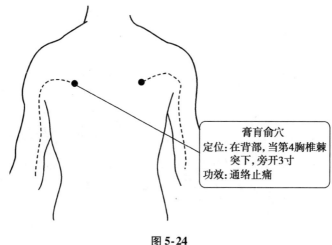

膏肓俞穴
定位:在背部,当第4胸椎棘
突下,旁开3寸
功效:通络止痛

图 5-24

3)至阳穴(图5-25)单点温和灸,自觉热感深透或沿督脉向上向下传导或传至病痛部位,灸至热敏灸感消失。

(2)腰骶部

1)腰骶部压痛点(图5-26)温和灸,自觉热感透向深部并向四周扩散或自觉局部有紧、压、酸、胀、痛感,灸至热敏灸感消失。

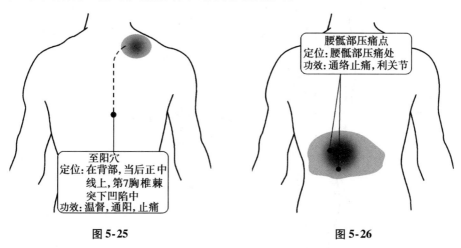

腰骶部压痛点
定位:腰骶部压痛处
功效:通络止痛,利关节

至阳穴
定位:在背部,当后正中
线上,第7胸椎棘
突下凹陷中
功效:温督,通阳,止痛

图 5-25　　　　　　　　　　图 5-26

2)腰阳关穴(图5-27)单点温和灸,自觉热感深透或沿督脉向上向下传导或传至病痛部位,灸至热敏灸感消失。

3)大肠俞穴(图5-28)患侧单点温和灸,自觉热感透向深部并向四周扩散或传至下肢,部分的感传可到达踝关节,如感传仍不能下至踝关节,再取一支

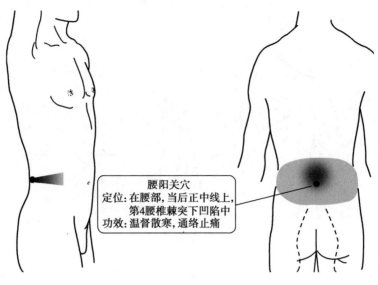

腰阳关穴
定位:在腰部,当后正中线上,
第4腰椎棘突下凹陷中
功效:温督散寒,通络止痛

图 5-27

点燃的艾条放置感传所达部位的远心端点,进行温和灸,依次接力使感传到达踝关节,最后将两支艾条分别固定于大肠俞和踝关节进行温和灸,灸至热敏灸感消失。

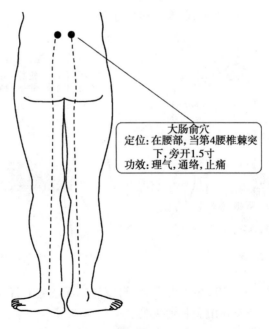

大肠俞穴
定位:在腰部,当第4腰椎棘突
下,旁开1.5寸
功效:理气,通络,止痛

图 5-28

（3）上肢

1）局部压痛点（图5-29）单点温和灸，自觉热感透向深部并向四周扩散或自觉局部有紧、压、酸、胀、痛感，灸至热敏灸感消失。

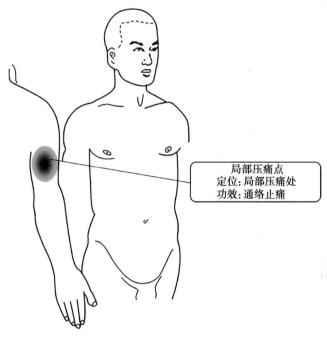

局部压痛点
定位:局部压痛处
功效:通络止痛

图5-29

2）手三里穴（图5-30）患侧单点温和灸，自觉热感深透或向上或向下沿手阳明大肠经传导，灸至热敏灸感消失。

（4）下肢

1）局部压痛点（图5-31）单点温和灸，自觉热感透向深部并向四周扩散或自觉局部有紧、压、酸、胀、痛感，灸至热敏灸感消失。

2）阳陵泉穴（图5-32）患侧单点温和灸，自觉热感深透或向上或向下沿足少阳胆经传导，灸至热敏灸感消失。

3. 灸疗疗程　每次于疼痛邻近区域选取上述2~3组穴位，每天1次，10次为1个疗程，疗程间休息2~5天，共2个疗程。

【典型案例】

病例1:赵某,女,38岁。左侧颈项部酸胀疼痛不适1年,加重5天。患者诉1年前夜卧受寒后晨起感左侧颈项部酸胀疼痛不适,不能俯仰转颈,稍用力即感头枕部疼痛难忍,经针刺治疗后症状消失,后常因受寒而反复发作,热敷可稍缓解,5天前因吹空调受凉后颈项部疼痛剧烈,治疗后未见缓解。查体:

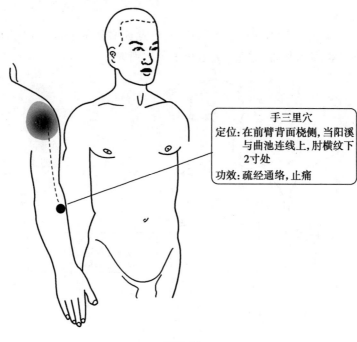

手三里穴

定位:在前臂背面桡侧,当阳溪
　　 与曲池连线上,肘横纹下
　　 2寸处

功效:疏经通络,止痛

图 5-30

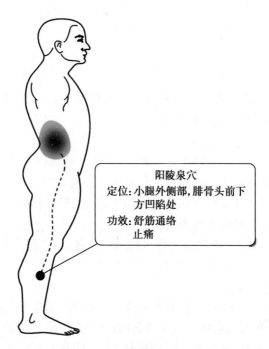

阳陵泉穴

定位:小腿外侧部,腓骨头前下
　　 方凹陷处

功效:舒筋通络
　　 止痛

图 5-31

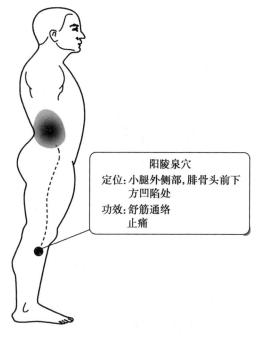

阳陵泉穴

定位:小腿外侧部,腓骨头前下
　　方凹陷处

功效:舒筋通络
　　止痛

图 5-32

舌质淡、苔白腻,脉浮紧,左侧颈项部肌肉僵硬,左侧天柱穴区明显压痛,颈椎
X 线正侧位片未见明显异常。经探查,天柱穴区可探及热敏现象,即于天柱穴
施行单点温和灸,约 1 分钟后感觉热流慢慢扩散开,并向枕内渗透,5 分钟后
感觉整个后颈项部温热舒适,持续约 35 分钟后热感回缩至皮肤,皮肤灼热遂
停灸,完成 1 次热敏灸治疗。治疗后颈项部松软舒适,次日复诊,自诉颈项部
疼酸胀疼痛感明显减轻,按上述方法继续治疗 10 次,酸胀疼痛感消失,3 个月
后随访,未闻复发。

　　病例 2:齐某,女,36 岁,左肩背疼痛 2 年,加剧 3 天。现活动时疼痛加剧,
在左肩胛天宗穴附近可触及条索状结节改变,明显压痛。在至阳、左天宗穴探
及穴位热敏,即于上述二穴处施双点温和灸,立感左天宗、至阳穴均有明显透
散扩传热现象,于数分钟后感热流如水柱向整个肩背部深部灌注,整个左肩背
部感到温热,灸感持续约 30 分钟后肩背部热感均回缩并感施灸点皮肤灼热,
遂停灸。完成 1 次热敏灸治疗,第 2、第 3 次治疗如前,症状大为减轻。连续
治疗 15 次后复诊,症状消失。3 个月后随访,未复发。

第六章

神经系统疾病

第一节　周围性面瘫

周围性面瘫是由面神经管段急性非化脓性炎症所致的周围性面神经麻痹。实质上周围性面神经麻痹的范围并不局限于 Bell 面瘫。关于本病的发生机制目前并不十分清楚,一般认为是一种非化脓性面神经炎,病因有两种可能:即面神经本身或其外周病变。面神经本身的因素认为系受风寒引起局部营养神经的血管发生痉挛,导致神经缺血、水肿及受压迫,也有认为是风湿性或病毒感染所致,如由疱疹病毒侵犯面神经所引起的面瘫称为 Hunt 面瘫;外周因素则有因茎乳孔内骨膜炎致使面神经受压或血液循环障碍,致使面神经麻痹。面神经麻痹的早期病理变化主要是面神经水肿、脱髓鞘,晚期可有轴突变性、萎缩等。关于面神经炎病变的分期目前没有统一的划分,但根据临床表现和损伤神经恢复的一般情况,可将发病后 1~2 周称为急性期(或早期),2 周~6 个月称为恢复期(中期),半年以上称为后遗症期(晚期)。

本病属中医学的"口眼㖞斜"、"卒口僻"等范畴,认为劳作过度,机体正气不足,脉络空虚,卫外不固,风寒或风热乘虚入中面部经络,致气血痹阻,经筋功能失调,筋肉失于约束,出现口眼㖞斜。周围性面瘫包括眼部和口颊部筋肉的症状,由于足太阳经筋为"目上冈",足阳明经筋为"目下冈",故眼睑不能闭合为足太阳和足阳明经筋功能失调所致;口颊部主要为手太阳和手、足阳明经筋所主,因此,口歪主要系上述三条经筋功能失调所致。

【诊断依据】

1. 起病突然。

2. 患侧眼裂大,眼睑不能闭合,流泪,额纹消失,不能皱眉。

3. 患侧鼻唇沟变浅或平坦、口角低并向健侧牵引。

【治疗处方】

1. **高发热敏穴位区域**　对穴位热敏高发部位翳风、阳白、下关、颊车、大椎、神阙、足三里区进行穴位热敏探查,标记热敏穴位。

2. **热敏灸操作步骤**

(1)急性期面瘫的治疗操作

1)翳风穴(图6-1)双点温和灸,自觉热感深透且扩散至患侧面部,灸至热敏灸感消失。

2)下关穴(图6-1)单点温和灸,自觉热感透至深部并扩散至患侧面部,灸至热敏灸感消失。

3)颊车穴(图6-1)单点温和灸,自觉热感透至深部并扩散至患侧面部,灸至热敏灸感消失。

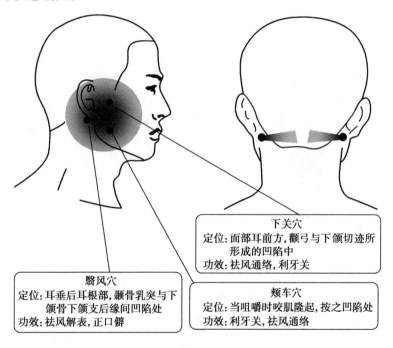

下关穴
定位:面部耳前方,颧弓与下颌切迹所形成的凹陷中
功效:祛风通络,利牙关

翳风穴
定位:耳垂后耳根部,颞骨乳突与下颌骨下颌支后缘间凹陷处
功效:祛风解表,正口僻

颊车穴
定位:当咀嚼时咬肌隆起,按之凹陷处
功效:利牙关,祛风通络

图6-1

4)阳白穴(图6-2)单点温和灸,自觉热感深透或扩散至整个额部或自觉局部有紧、压、酸、胀感,灸至热敏灸感消失。

5)大椎穴(图6-3)单点温和灸,自觉热感深透或向四周扩散或沿督脉上下传导或沿上肢传导,灸至热敏灸感消失。

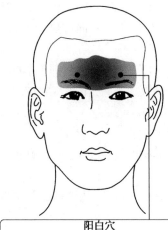

阳白穴
定位：前额部，瞳孔直上，眉上一寸凹陷处，当
　　　眉中点直上至前发际之间（目中线）的
　　　下1/3折点
功效：祛风，通络

图6-2

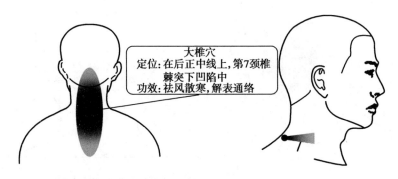

大椎穴
定位：在后正中线上，第7颈椎
　　　棘突下凹陷中
功效：祛风散寒，解表通络

图6-3

（2）恢复期面瘫的治疗操作

1）阳白穴（图6-4）单点温和灸，自觉热感深透或扩散至整个额部或自觉局部有紧、压、酸、胀感，灸至热敏灸感消失。

2）下关穴（图6-5）单点温和灸，自觉热感透至深部并扩散至患侧面部，灸至热敏灸感消失。

3）颊车穴（图6-5）单点温和灸，自觉热感透至深部并扩散至患侧面部，灸至热敏灸感消失。

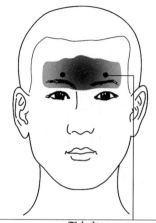

阳白穴
定位: 前额部, 瞳孔直上, 眉上一寸凹陷处, 当眉中点直上至前发际之间(目中线)的下1/3折点
功效: 祛风, 通络

图 6-4

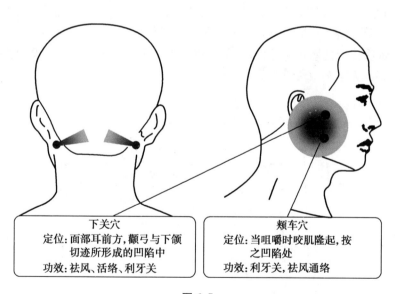

下关穴
定位: 面部耳前方, 颧弓与下颌切迹所形成的凹陷中
功效: 祛风、活络、利牙关

颊车穴
定位: 当咀嚼时咬肌隆起, 按之凹陷处
功效: 利牙关, 祛风通络

图 6-5

4)神阙穴(图 6-6)单点温和灸,自觉热感深透至腹腔或沿两侧扩散至腰部,灸至热敏灸感消失。

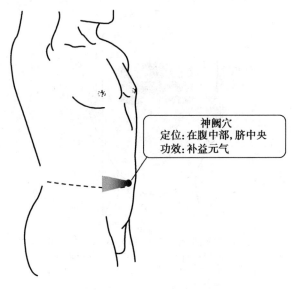

神阙穴
定位：在腹中部,脐中央
功效：补益元气

图 6-6

5) 足三里穴(图 6-7)双点温和灸,部分的感传可直接到达腹部,如感传仍不能上至腹部者,再取一支点燃的艾条放置感传所达部位的近心端点,进行温和灸,依次接力使感传到达腹部,最后将两支艾条分别固定于足三里和腹部进行温和灸,灸至热敏灸感消失。

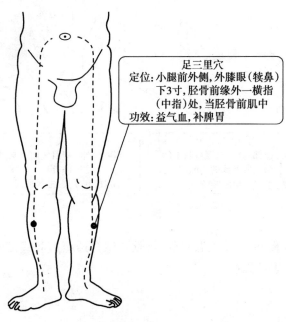

足三里穴
定位：小腿前外侧,外膝眼(犊鼻)
　　　下3寸,胫骨前缘外一横指
　　　(中指)处,当胫骨前肌中
功效：益气血,补脾胃

图 6-7

3. 灸疗疗程　每次选取上述2～3组穴位,每天1次,10次为1个疗程,疗程间休息2～5天,共2～3个疗程。

【典型案例】

病例1:程某,女,46岁,口角左歪1个月。1个月前出现口角左歪,伴右耳后乳突部疼痛,现症:口角左歪,鼓腮漏气,右额纹变浅,右眼闭合不全,已无乳突部疼痛。于右颊车穴探及穴位热敏,施单点温和灸时,感热明显扩散至整个右侧面部,灸感持续约30分钟后感施灸穴处皮肤灼热,遂停灸,完成1次热敏灸治疗。次日复诊,在右阳白穴探及穴位热敏,遂于右阳白穴施热敏灸,约1分钟后感热流徐徐深透,渐扩散至右侧颞部,继施"接力"热敏灸,热流渐扩散至右面颊部,右面颊部温热舒适,灸感持续约40分钟后热流渐回缩至右阳白穴并感皮肤灼热,乃停灸,完成热敏灸治疗。按上法治疗10次后,口角微向左歪斜,右侧额纹加深,右眼基本闭合。继续按上法探敏治疗,每2日1次,同时嘱其在家中自灸神阙穴、足三里穴各20分钟,1个月后面瘫痊愈。

病例2:叶某,女,40岁,口角左歪2天,右侧额纹消失,右眼闭合不全,鼓腮漏气。于患者大椎穴、右翳风穴处探及穴位热敏,大椎穴施热敏灸时,感热力徐徐透入1寸许,持续30分钟后灸感渐渐消失;换灸右翳风穴处,感热流渐扩散至整个右侧面颊,持续40分钟后灸感渐渐消失,并感右翳风穴皮肤灼热,遂停灸,完成1次热敏灸治疗。后每日治疗1次,10天后露齿时口角基本对称,右眼可缓慢闭合,双侧额纹基本对称,鼓腮不漏气。再以热敏灸右翳风穴治疗5次,面瘫痊愈。

第二节　缺血性中风

缺血性中风包括短暂性脑缺血发作、脑血栓和脑栓塞。

中医认为中风是由于气血逆乱,导致脑脉痹阻或血溢于脑,以半身不遂、肢麻、舌謇,甚至突然昏仆等为主要临床表现的病症,主要与年老体衰、房事不节、脾虚痰盛及情志不畅有关。发病机制为窍闭神匿,神不导气。

【诊断依据】

1. 以半身不遂,口舌㖞斜,舌强语謇,偏身麻木,甚则神志恍惚、迷蒙、神昏、昏愦为主症。

2. 发病急骤,有渐进发展过程。病前多有头晕头痛,肢体麻木等先兆。

3. 常有年老体衰,劳倦内伤,嗜好烟酒,膏粱厚味等因素。每因恼怒、劳累、酗酒、感寒等诱发。

4. 做血压、神经系统、脑脊液及血常规、眼底等检查。有条件做CT、磁共振检查,可有异常表现。

5. 应注意与痫病、厥证、痉病等鉴别。

【操作方法】

1. **高发热敏穴位区域**　对穴位热敏高发部位百会、风池、手三里、阳陵泉等穴区进行穴位热敏探查,标记热敏穴位。

2. **热敏灸操作步骤**

(1)百会穴(图6-8)单点温和灸,自觉热感深透至颅内或沿督脉向前向后传导,灸至热敏灸感消失。

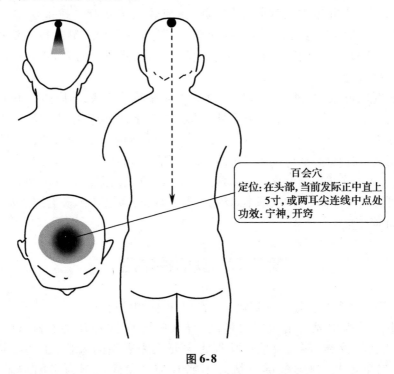

百会穴
定位:在头部,当前发际正中直上5寸,或两耳尖连线中点处
功效:宁神,开窍

图 6-8

(2)风池穴(图6-9)双点温和灸,自觉热感深透或向四周扩散或沿督脉向前向后传导,灸至热敏灸感消失。

(3)手三里穴(图6-10)双点温和灸,部分的感传可直接到达头部,如感传仍不能上至头部者,再取一支点燃的艾条放置感传所达部位的端点,进行温和灸,依次接力使感传到达头部,最后将两支艾条分别固定于手三里和头部进行温和灸,灸至热敏灸感消失。

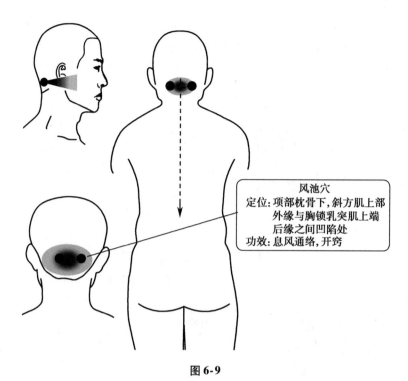

风池穴
定位:项部枕骨下,斜方肌上部
外缘与胸锁乳突肌上端
后缘之间凹陷处
功效:息风通络,开窍

图 6-9

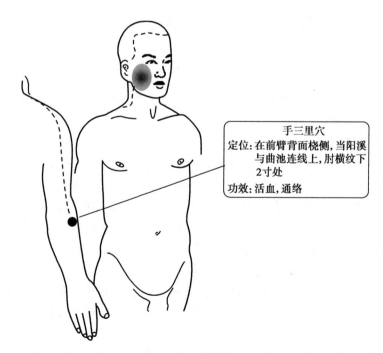

手三里穴
定位:在前臂背面桡侧,当阳溪
与曲池连线上,肘横纹下
2寸处
功效:活血,通络

图 6-10

（4）阳陵泉穴（图 6-11）单点温和灸,部分的感传可直接到达头部,如感传仍不能上至头部者,再取一支点燃的艾条放置感传所达部位的端点,进行温和灸,依次接力使感传到达头部,最后将两支艾条分别固定于阳陵泉和头部进行温和灸,灸至热敏灸感消失。

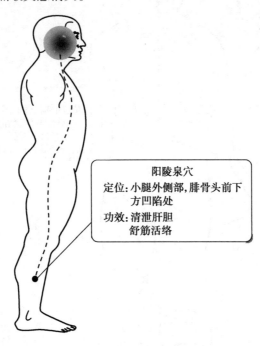

阳陵泉穴
定位:小腿外侧部,腓骨头前下
　　　方凹陷处
功效:清泄肝胆
　　　舒筋活络

图 6-11

3. 灸疗疗程　每次选取上述 3 ~ 4 个穴位,每天 1 次,10 次为 1 个疗程,疗程间休息 2 ~ 5 天,共 2 ~ 3 个疗程。

【典型案例】

病例 1:刘某,女,52 岁,左侧肢体活动不利 5 天。头颅 CT 示:右颞叶脑梗死,诊断为缺血性中风。现神清,能正确表达灸感,在双风池穴、百会穴、左阳陵泉穴探及穴位热敏。先于双风池穴施双点温和灸,感热流徐徐深透至颅腔内部,并沿督脉向前传导至百会穴附近,继则于百会穴施"接力灸",感热流深透至颅内,灸感持续约 30 分钟后热流回缩至施灸皮肤表面,施灸点头皮出现灼热感后停灸此穴。换灸左下肢阳陵泉穴,10 分钟后阳陵泉穴处热感徐徐上传至腹,灸感维持 25 分钟左右减弱消失,施灸点皮肤出现灼热感后停灸,结束 1 次热敏灸治疗。继续热敏灸治疗 20 次,每天 1 次,症状逐渐消失,20 天后肢体活动恢复正常。

病例 2:万某,男,61 岁,右侧肢体活动不利、麻木 2 天。头颅 CT 示:左颞叶脑梗死。现神清,能正确表达灸感,在百会穴、右手三里穴下1寸及右阳陵泉穴处探及穴位热敏,即对百会穴施单点温和灸,感觉热流灌注颅内,继则向四周扩散,左侧脑部热流感明显多于右侧,灸感持续30分钟后热流回缩至局部表面,换灸右手三里穴下1寸与右阳陵泉穴处热敏穴,两穴同时施灸,右手三里穴下1寸处出现热流入里后沿上臂外侧上传至肩部,20分钟后,热流沿传导路线渐回至右手三里穴附近,并感皮肤灼热,右手三里穴下1寸乃停灸,右阳陵泉穴处热流向上沿大腿外侧传导至腹部,依次施接力热敏灸使感传到达头部,施灸约40分钟后,热感渐回缩至施灸点,施灸点出现皮肤灼热感遂停灸,完成1次热敏灸治疗。次日继续热敏灸治疗20次,每天1次,20天后肢体活动恢复正常。

第三节　偏　头　痛

偏头痛(migraine)是临床最常见的原发性头痛类型,临床以发作性中重度、搏动样头痛为主要表现,头痛多为偏侧,一般持续4～72小时,可伴有恶心、呕吐,光、声刺激或日常活动均可加重头痛,安静环境、休息可缓解头痛。偏头痛是一种常见的慢性神经血管性疾患,多起病于儿童和青春期,中青年期达发病高峰,女性多见,男女患者比例约为1:2～3,人群中患病率为5%～10%,常有遗传背景。

中医学认为本病的病因分外感、内伤两个方面。"伤于风者,上先受之",故外感头痛主要是风邪所致,每多兼寒、夹湿、兼热,上犯清窍,经络阻遏,而致头痛。内伤头痛可因情志、饮食、体虚久病等所致。情志不遂,肝失疏泄,肝阳妄动,上扰清窍;肾阴不足,脑海空虚,清窍失养;禀赋不足,久病体虚,气血不足,脑失所养;恣食肥甘,脾失健运,痰湿内生,阻滞脑络;外伤跌仆,气血瘀滞,脑络被阻等,上述因素均可导致内伤头痛。

头为"诸阳之会"、"清阳之府",手、足三阳经和足厥阴肝经均上头面,督脉直接与脑府相联系,因此,各种外感及内伤因素导致头部经络功能失常、气血失调、脉络不通或脑窍失养等,均可导致头痛。

【诊断依据】

偏头痛诊断应结合偏头痛发作类型、家族史、临床表现和神经系统检查进行综合判断。

1. 无先兆偏头痛诊断依据

(1)符合(2)～(4)特征的至少5次发作。

(2)头痛发作(未经治疗或治疗无效)持续4～72小时。

（3）至少有下列中的 2 项头痛特征：①单侧性；②搏动性；③中或重度头痛；④日常活动（如步行或上楼梯）会加重头痛，或头痛时会主动避免此类活动。

（4）头痛过程中至少伴有下列 1 项：①恶心和（或）呕吐；②畏光和畏声。

（5）不能归因于其他疾病。

2. **伴典型先兆的偏头痛性头痛诊断依据**

（1）符合（2）~（4）特征的至少 2 次发作。

（2）先兆至少有下列中的 1 种表现，但没有运动无力症状：①完全可逆的视觉症状，包括阳性表现（如闪光、亮点或亮线）和（或）阴性表现（如视野缺损）；②完全可逆的感觉异常，包括阳性表现（如针刺感）和（或）阴性表现（如麻木）；③完全可逆的言语功能障碍。

（3）至少满足以下 2 项：①同向视觉症状和（或）单侧感觉症状；②至少 1 个先兆症状逐渐发展的过程≥5 分钟，和（或）不同的先兆症状接连发生，过程≥5 分钟；③每个先兆症状持续 5~60 分钟。

（4）在先兆症状同时或在先兆发生后 60 分钟内出现头痛，头痛符合无先兆偏头痛诊断依据中的（2）~（4）项。

（5）不能归因于其他疾病。

【操作方法】

1. **高发热敏穴位区域**　对穴位热敏高发部位风池、率谷、日月、阳陵泉、足窍阴等穴区进行穴位热敏探查，并标记热敏穴位。

2. **热敏灸操作步骤**

（1）风池穴（图 6-12）双点温和灸，自觉热感深透或扩散至头面侧部，灸至热敏灸感消失。

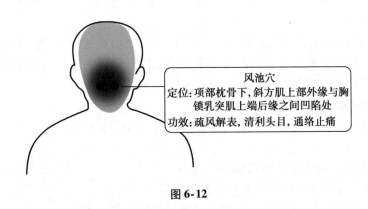

风池穴
定位：项部枕骨下，斜方肌上部外缘与胸锁乳突肌上端后缘之间凹陷处
功效：疏风解表，清利头目，通络止痛

图 6-12

（2）率谷穴（图6-13）双点温和灸,自觉热感深透颅内或扩散至头面侧部或自觉局部有紧、压、酸、胀、痛感,灸至热敏灸感消失。

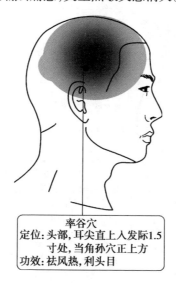

率谷穴
定位:头部,耳尖直上入发际1.5
寸处,当角孙穴正上方
功效:祛风热,利头目

图 6-13

（3）日月穴（图6-14）双点温和灸,自觉热感深透或扩散至两胸侧,灸至热敏灸感消失。

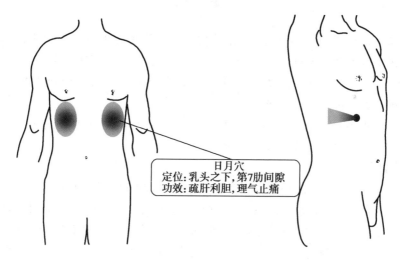

日月穴
定位:乳头之下,第7肋间隙
功效:疏肝利胆,理气止痛

图 6-14

（4）阳陵泉穴（图6-15）双点温和灸,部分的感传可直接到达头面部,如感传仍不能上至头面部者,再取一支点燃的艾条放置感传所达部位的近心端点,进行温和灸,依次接力使感传到达头面部,最后将两支艾条分别固定于阳陵泉和头面部进行温和灸,灸至热敏灸感消失。

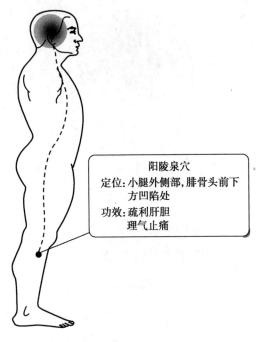

阳陵泉穴
定位:小腿外侧部,腓骨头前下方凹陷处
功效:疏利肝胆
理气止痛

图 6-15

(5)足窍阴穴(图 6-16)双点温和灸,部分的感传可直接到达头面部,如感传仍不能上至头面部者,再取一支点燃的艾条放置感传所达部位的近心端点,进行温和灸,依次接力使感传到达头面部,最后将两支艾条分别固定于足窍阴和头面侧部进行温和灸,灸至热敏灸感消失。

3. 灸疗疗程　每次选取上述 1～2 组穴位,每天 1 次,10 次为 1 个疗程,疗程间休息 2～5 天,共 2～3 个疗程。

【典型案例】

病例 1:唐某,女,48 岁,6 余年前无明显诱因出现左侧额颞部搏动性头痛,伴恶心、呕吐等。头痛反复发作,每年发作 4～6 次,每次发作持续 5～7 天,3 天前左侧额颞部搏动性头痛发作,经治疗疗效不显,头颅 CT 检查未见异常,诊断为偏头痛。于左风池穴、左率谷探及穴位热敏,嘱平卧,于左风池穴、左率谷穴同时施双点温和灸,数分钟后风池穴处感热流深透并向前扩散至左颞部,左率谷穴处感热扩散至整个左侧颞部,该灸感持续约 40 分钟热流渐回缩至左率谷穴并感皮肤灼热乃停灸,立感左侧头颅温暖舒适,头痛立消,完成 1 次热敏灸治疗。次日复诊诉头痛减轻,已无恶

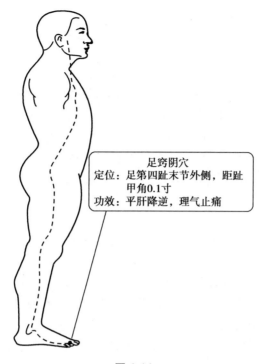

足窍阴穴
定位：足第四趾末节外侧，距趾
甲角0.1寸
功效：平肝降逆，理气止痛

图 6-16

心、呕吐等症状，按上述方法探敏治疗 15 次，头痛症状消除，半年后随访，未见复发。

　　病例 2：邓某，女，55 岁，10 余年前出现右侧额颞部搏动性头痛，甚至恶心、畏光等，休息后自行缓解。后每年发作 5～7 次，每次发作持续 3～7 天，5天前右侧额颞部搏动性头痛又发作，经治疗疗效不显，头颅 CT 检查未见异常，诊断为偏头痛。于右率谷、右阳陵泉两穴探及穴位热敏，嘱平卧，于右率谷穴施单点温和灸，数分钟后感热量扩散如手掌大小，该灸感持续约 20 分钟热流渐回缩至右率谷穴并感皮肤灼热乃停灸。换灸右阳陵泉穴，10 分钟后感热流呈线状沿右大腿外侧上传于右腹，经施"接力"热敏灸，热流即呈片状沿右胸腹外侧上传于肩，再在右肩髎穴施"接力"热敏灸，热流即呈线状沿右颈外侧上传于右风池穴，再于右风池穴施"接力"温和灸，热流即呈片状扩散至右头颅部，立感右侧头颅温暖舒适，头痛立消，灸感持续约 60 分钟后，热流沿传导路线渐回缩至右阳陵泉穴并感皮肤灼热，无透热现象，乃停灸。完成 1 次热敏灸治疗。次日复诊诉头痛减轻，已无恶心、呕吐、畏光等症状，按上述方法探敏治疗 15 次，头痛症状消除，半年后随访，未见复发。

第四节　面肌痉挛

面肌痉挛(facial spasm),又称面肌抽搐,指一侧面部表情肌不自主的抽动,而无其他神经系统病变的一种疾患。本病发生的病因并不十分清楚,可能与炎症、面神经根处因蛛网膜炎而形成粘连、面神经受动静脉压迫及精神因素等有关,部分患者继发于面神经炎。

本病中医称面风,认为面肌痉挛是由于素体阴亏或体弱气虚引起阴虚、血少、筋脉失养生风,或各种原因致瘀血阻滞于络脉而致面部经筋功能失调,产生不自主抽动。

【诊断依据】

1. 主要表现为一侧面部不自主的抽动,双侧患病者约占0.7%。

2. 病程发展十分缓慢,最早累及眼轮匝肌,以下眼睑跳动为主,以后逐渐累及颈阔肌。随着病情的发展,肌肉抽搐程度增加,频率加快。

3. 发作时眼裂变小、嘴面㖞斜,用眼和讲话极为不便,疲劳、情绪波动、注意力集中时加重,睡眠中消失。

4. 部分患者有同侧舌前味觉及同侧听觉障碍。

【操作方法】

1. 高发热敏穴位区域　对穴位热敏高发部位风池、下关、手三里、阳陵泉等穴区进行穴位热敏探查,并标记热敏穴位。

2. 热敏灸操作步骤

(1)风池穴(图6-17)双点温和灸,自觉热感深透并向四周扩散,灸至热敏灸感消失。

(2)下关穴(图6-18)单点温和灸,自觉热感深透并向四周扩散,灸至热敏灸感消失。

(3)手三里穴(图6-19)患侧单点温和灸,部分的感传可直接到达面部,如感传仍不能上至面部,再取一支点燃的艾条放置感传所达部位的近心端点,进行温和灸,依次接力使感传到达面部,最后将两支艾条分别固定于手三里及面部进行温和灸,灸至热敏灸感消失。

(4)阳陵泉穴(图6-20)患侧单点温和灸,部分的感传可直接到达面部,如感传仍不能上至面部,再取一支点燃的艾条放置感传所达部位的近心端点,进行温和灸,依次接力使感传到达面部,最后将两支艾条分别固定于阳陵泉及面部进行温和灸,灸至热敏灸感消失。

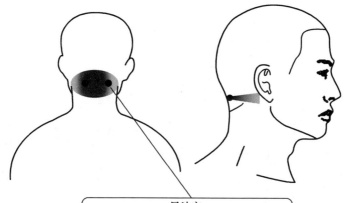

风池穴
定位:项部枕骨下,斜方肌上部外缘与胸
　　　锁乳突肌上端后缘之间凹陷处
功效:祛风止痉

图 6-17

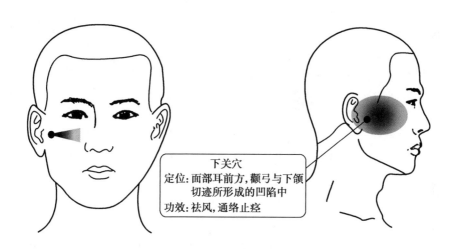

下关穴
定位:面部耳前方,颧弓与下颌
　　　切迹所形成的凹陷中
功效:祛风,通络止痉

图 6-18

3. 灸疗疗程　每次选取上述 1～2 组穴位,每天 1 次,10 次为 1 个疗程,疗程间休息 2～5 天,共 2～3 个疗程。

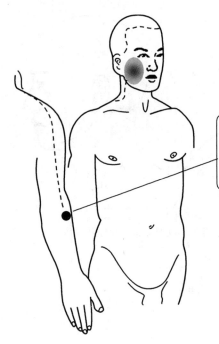

手三里穴

定位:在前臂背面桡侧,当阳溪
　　与曲池连线上,肘横纹下
　　2寸处

功效:通络,止痉

图 6-19

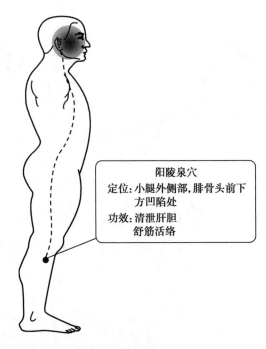

阳陵泉穴

定位:小腿外侧部,腓骨头前下
　　方凹陷处

功效:清泄肝胆
　　舒筋活络

图 6-20

【典型案例】

病例1. 吴某,女,55岁,1年前无明显诱因出现右侧口角阵发性抽动,开始每天抽动数次,持续时间约1分钟。近半个月来症状逐渐加重,现整个右面颊部均出现抽动,每日抽动10余次,每次持续数分钟。经查,于右手三里穴、右下关穴探及穴位热敏。于右手三里穴行单点温和灸,即感热流沿右上肢向上传导,经施"接力"热敏灸,热流上传于右面颊,灸感持续约30分钟后热流渐回缩至右手三里穴,并感右手三里穴皮肤灼热,乃停灸。换灸右下关穴,约1分钟后感热感深透并向四周扩散至整个右面颊,该灸感持续约35分钟后热感回缩至施灸点,并感皮肤灼热,遂停灸,完成1次热敏灸治疗,灸后患者感右侧面颊温暖舒适。次日复诊,诉面肌仅在睡前抽动数分钟。继按上法治疗,嘱调情志。治疗20次后,面肌抽动消失,病情痊愈。嘱睡前自灸右手三里穴半小时,每日1次,连续20天,以巩固疗效。3个月后随访,未见复发。

病例2. 沈某,女,33岁,1年前无明显诱因出现右眼下睑部阵发性抽动,影响睁眼,开始1天仅抽动数次,每次持续仅数秒钟,后渐加重,每日抽动10余次,持续时间延长,有时甚至达3余分钟。在右下关穴、右风池穴探及穴位热敏。即于右下关穴施单点温和灸,数分钟后感热流渐扩散至整个右面颊部,右面颊部温热舒适,灸感持续约20分钟后热流渐回缩至右下关穴处,并感皮肤灼热,乃停灸。改灸右风池穴,3分钟后热流向脑部深处渗透,15分钟后感热流在脑内涌动,似有透至右面颊之感,面颊部有蚁行感,面部肌肉抽动顿减。灸感持续约1小时后,热流渐回缩至右风池穴并感皮肤灼热,无透热现象,乃停灸,完成1次热敏灸治疗。次日复诊,诉昨日右眼睑部阵发性抽动仅3次,每次持续时间约半分钟。继按上法治疗,嘱调情志。治疗30次后,右眼睑抽动消失,病情痊愈。嘱睡前自灸阳陵泉穴半小时,每日1次,连续20天,以巩固疗效。半年后随访,未见复发。

第五节　三叉神经痛

三叉神经痛是面部疼痛常见的疾病,是一种在三叉神经分布区出现的反复发作的面部阵发性剧痛,为神经性疼痛疾患中最常见者。据国内统计,本病发生率约为182/10万人。本病多于中年后起病,男性多于女性(国外报道相反),疼痛大多位于单侧,以右侧(60%)多见。根据三叉神经的分布情况,临床可将三叉神经痛分为眶上神经支(第一支)痛、眶下神经支(第二支)痛和颊神经支(第三支)痛,疼痛以二、三支分布区最常见,双侧痛仅占

1.4%～4.2%。

在临床上通常将三叉神经痛分为原发性和继发性两种。原发性三叉神经痛是指临床上未发现有神经系统阳性体征,检查又无器质性病变者;继发性三叉神经痛一般指可发现与疼痛发作有关的明确的器质性病变,如肿瘤、炎症等,继发性三叉神经痛常表现有神经系统阳性体征。

三叉神经痛属于中医学的"面痛"、"面颊痛"、"面风痛"等,认为本病系外邪侵袭面部筋脉,或血气痹阻而致。风寒之邪袭阳明筋脉,寒性收引,凝滞筋脉,血气痹阻,发为面痛;风热邪毒浸淫面部筋脉,气血不畅,而致面痛;血气痹阻,久病入络,或因外伤,致气滞血瘀而发面痛。

【诊断依据】

1. 原发性三叉神经痛

(1)面或额部持续数秒到2分钟以内的发作性疼痛。

(2)疼痛有下面4个特点。

1)疼痛位于三叉神经的一支或一支以上的分布区。

2)疼痛具有突然、剧烈、表浅、刀割样或烧灼的性质。

3)由触发区域开始,或者由某些日常活动如进食、说话、洗脸或刷牙引起。

4)在两次发作期间患者完全正常。

(3)没有神经系统的任何缺损所见。

(4)每个患者的发作具有刻板性。

(5)需要时应由病史、体格检查和特殊检查排除其他引起面部疼痛的原因。

2. 继发性三叉神经痛

该病是三叉神经根或神经节受压所致,疼痛性质与原发性三叉神经痛难以区别,但由明显的结构性损害引起。

(1)疼痛性质如上述三叉神经痛的特点,在发作间歇期可能有持续性钝痛,在相应的三叉神经分支支配区内有感觉障碍。

(2)特殊检查或后颅凹探查发现有引起疼痛的病损。

【操作方法】

1. 高发热敏穴位区域　对穴位热敏高发部位下关、四白、夹承浆、风池、鱼腰等穴区进行穴位热敏探查,并标记热敏穴位。

2. 热敏灸操作步骤

(1)下关穴(图6-21)患侧单点温和灸,自觉热感深透并向四周扩散,灸至热敏灸感消失。

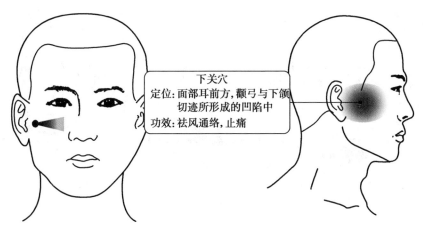

下关穴
定位:面部耳前方,颧弓与下颌
切迹所形成的凹陷中
功效:祛风通络,止痛

图 6-21

（2）四白穴（图6-22）患侧单点温和灸,自觉热感深透并向四周扩散,灸
至热敏灸感消失。

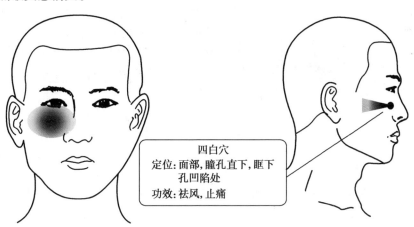

四白穴
定位:面部,瞳孔直下,眶下
孔凹陷处
功效:祛风,止痛

图 6-22

（3）夹承浆穴（图6-23）患侧单点温和灸,自觉热感深透并向四周扩散,
灸至热敏灸感消失。

（4）风池穴（图6-24）双点温和灸,自觉热感深透并向四周扩散,灸至热
敏灸感消失。

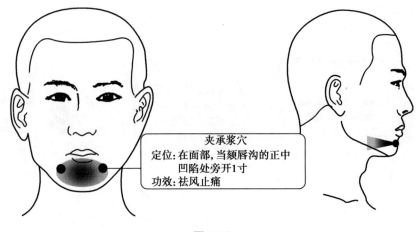

夹承浆穴
定位:在面部,当颏唇沟的正中凹陷处旁开1寸
功效:祛风止痛

图 6-23

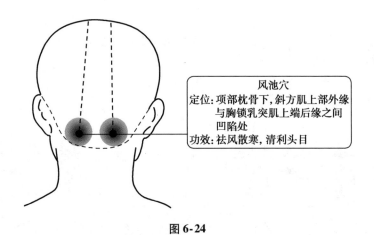

风池穴
定位:项部枕骨下,斜方肌上部外缘与胸锁乳突肌上端后缘之间凹陷处
功效:祛风散寒,清利头目

图 6-24

(5)鱼腰穴(图6-25)患侧单点温和灸,自觉热感深透并向四周扩散,灸至热敏灸感消失。

3. 灸疗疗程　每次选取上述1~2组穴位,每天1次,10次为1个疗程,疗程间休息2~5天,共2~3个疗程。

【典型案例】

病例1:余某,女,48岁,2年前因情志抑郁致右侧面颊部出现阵发性针刺样剧痛,每天发作2~3次,每次持续近1分钟,诊断为三叉神经痛,口服卡马西平能缓解。近1个月来,发作次数明显增多,疼痛时间延长。经查,在双风池穴、右下关穴探及穴位热敏。先于双风池穴施双点温和灸,约半分钟后,感热流徐徐深透,3分钟后感热流汇合成片并向颅内渗透,该灸感持续约30分钟后,热流渐回缩至双风池穴,继在右下关穴施热敏灸,感热流深透并向四周

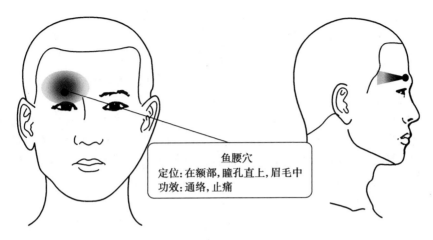

鱼腰穴
定位:在额部,瞳孔直上,眉毛中
功效:通络,止痛

图 6-25

扩散至整个右侧面颊,灸感持续约 20 分钟,热流回缩至施灸表面,并感皮肤灼热,遂停灸,完成 1 次热敏灸治疗。次日复诊诉灸后右面部疼痛缓解,发作次数减少,每次持续时间仅数秒钟至半分钟。嘱畅情志,少吃辛辣食物。经过 20 次热敏灸治疗后,右面部疼痛消失,半年后随访未见复发。

病例2:胡某,女,50 岁,2 年前突然出现左面部撕裂样剧痛,每天发作 3~4 次,每次持续近 1 分钟,诊断为三叉神经痛,口服卡马西平片后剧痛可缓解。此后该症反复发作,近 1 周来日发 10 余次,口服卡马西平片症状不能缓解。于左下关穴、左风池穴探及穴位热敏。在左下关穴施单点温和灸,感施灸部位有透热感,20 分钟后透热感消失并感皮肤灼热乃停灸左下关穴,换完左风池穴,患者感左风池穴有透热现象,灸感持续约 30 分钟后渐回缩并感皮肤灼热,遂停灸,完成 1 次热敏灸治疗。灸后感面部疼痛稍减轻。第 2 日于左四白穴探及穴位热敏,施单点温和灸,即出现透、扩热现象,10 分钟后整个左颅脑、面部均有温热之感,灸感持续约 25 分钟后渐回缩至施灸点并感施灸点皮肤灼热乃停灸,完成热敏灸治疗。次日复诊,诉左面部疼痛程度减轻,发作次数减少,每次持续时间约半分钟。继按上法治疗,嘱调情志。20 次治疗结束后,左面部疼痛消失,半年后随访,未见复发。

第六节　枕 神 经 痛

枕神经痛(occipital neuralgia)又称上颈神经痛,是指位于后头部枕大神经或枕小神经与耳大神经分布区的阵发性疼痛。枕神经是由枕大神经、枕小神经、耳大神经组成,枕大神经痛最多见。常由受凉、上呼吸道感染或坐卧时头颈部姿势不良、颈椎病及椎管内肿瘤等原因,刺激或压迫枕神经,出现一侧或双侧枕颈部疼痛,并可向同侧头顶部放射,以及枕神经支配区域感觉过敏或减退等一系列症状。

本病属中医学的太阳头痛范畴,与足太阳经、督脉关系密切,认为外感风寒,寒邪阻滞经络,寒性收引,筋脉拘急而痛;枕部外伤,瘀血阻络,或肝郁气滞,血行不畅,瘀血阻滞经脉而痛;或素体虚弱,久病或劳累过度伤及气血,气血不足,筋脉失养而痛。

【诊断依据】

1. 疼痛始于后头部,位于枕大或枕小神经分布区的皮肤表面,向上可放射到同侧颞部、额部甚至眼眶及耳前区,向下可至颈部。

2. 疼痛性质为尖锐的刺痛。局部皮肤极为敏感,触及毛发即可诱发疼痛。每次发作持续时间从数分钟到数小时不等,发作期间仍有局部钝痛存在,无扳机点。

3. 除以上疼痛特征外,受累神经支配区域可有感觉减退或迟钝;受累的神经及同侧第2、3颈椎横突可有压痛及放射痛;患者低头并转向病侧时,可诱发疼痛发作;枕神经阻滞后疼痛消失。因为枕神经是感觉神经,所以一般无颈部肌肉紧张。

4. 枕神经痛必须注意与源于寰枢椎关节或上椎突关节,或从颈肌或肌附着点的扳机点所致的枕部牵涉痛鉴别。

【操作方法】

1. 高发热敏穴位区域　对穴位热敏高发部位枕项部压痛点、风池、玉枕、阳陵泉等穴区进行穴位热敏探查,标记热敏穴位。

2. 热敏灸操作步骤

(1)枕项部压痛点(图6-26)单点温和灸,自觉热感透向深部并向四周扩散或自觉局部有紧、压、酸、胀、痛感,灸至热敏灸感消失。

(2)风池穴(图6-27)双点温和灸,自觉热感深透并向四周扩散,灸至热敏灸感消失。

(3)玉枕穴(图6-28)患侧单点温和灸,自觉热感透向深部并向四周扩散或自觉局部有紧、压、酸、胀、痛感,灸至热敏灸感消失。

(4)阳陵泉穴(图6-29)患侧单点温和灸,部分的感传可直接到达头部,如感传仍不能上至头部者,再取一支点燃的艾条放置感传所达部位的近心端点,进行温和灸,依次接力使感传到达头部,最后将两支艾条分别固定于阳陵泉和头部进行温和灸,热敏灸感消失为度。

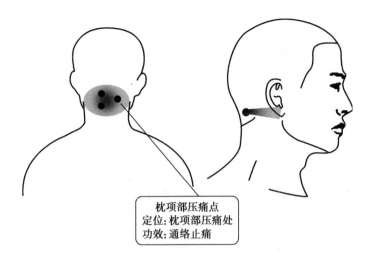

枕项部压痛点
定位: 枕项部压痛处
功效: 通络止痛

图 6-26

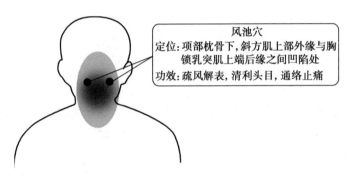

风池穴
定位: 项部枕骨下,斜方肌上部外缘与胸
　　　锁乳突肌上端后缘之间凹陷处
功效: 疏风解表,清利头目,通络止痛

图 6-27

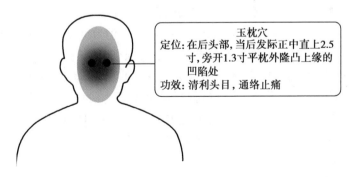

玉枕穴
定位: 在后头部,当后发际正中直上2.5
　　　寸,旁开1.3寸平枕外隆凸上缘的
　　　凹陷处
功效: 清利头目,通络止痛

图 6-28

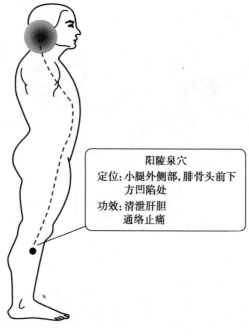

阳陵泉穴
定位:小腿外侧部,腓骨头前下
　　方凹陷处
功效:清泄肝胆
　　通络止痛

图 6-29

3. 灸疗疗程　每次选取上述 2 组穴位,每天 1 次,5 次为 1 个疗程,疗程间休息 2 天,共 2~3 个疗程。

【典型案例】

病例 1:刘某,男,50 岁,3 个月前无明显诱因出现后枕部紧痛,咳嗽、喷嚏时加重,左枕部有一明显压痛点,颈椎 CT 检查示无明显异常,医院诊断为"枕神经痛"。近 1 周因天气变凉枕部疼痛加重,在患者左枕部压痛点处、双侧风池穴区可探及穴位热敏,遂施行三点温和灸,5 分钟后患者感双侧风池穴有两股热流扩散并汇合成片,后沿督脉向上传至头顶,患者感压痛点的艾热徐徐向里渗透,并感压痛点深部有酸胀感觉,灸感持续 30 分钟,后患者自觉头颅皮温渐升高,由温热感渐觉滚热,头顶的热量渐回缩至双侧风池穴,遂停灸风池穴区,压痛点仍有透热现象,继灸 15 分钟后感压痛点皮肤灼热,乃停灸,完成 1 次治疗。次日告知疼痛减轻,继按上述方法探敏治疗 7 次,疼痛消失。

病例 2:葛某,女,60 岁,半个月前无明显诱因出现右侧后枕部胀痛,放射至右项部,咳嗽或头部转动时疼痛加剧,右枕部有一明显压痛点,诊断为枕神经痛。经治疗疼痛稍缓解。经查双风池穴、右阳陵泉穴出现穴位热敏,即于双风池穴施热敏灸,10 分钟后热流扩散至整个后脑,自觉头皮温热舒适,热流如水柱入里,在颅内涌动,15 分钟后热流扩散至整个头颅,自觉头面部滚热,颜面潮红,该灸感持续约 25 分钟后逐渐回缩,扩热、透热现象消失,双风池穴感皮肤灼热乃停灸,换灸右阳陵泉穴,数分钟后感热流呈片状沿右大腿外侧上传于腹部,继施"接力"热敏灸,热流即呈线状沿右颈外侧上传于右枕部,该灸感持续约 40 分钟后渐沿传导路线回缩至右阳陵泉穴,并感皮肤灼热,遂停灸,完成 1 次热敏灸治疗。次日复诊,诉疼痛程度减轻,继按上法探敏治疗 5 次,症状消失,病情痊愈。嘱自灸双风池穴,每日 1 次,每次半小时,连续治疗 10 天,以巩固疗效。

第七节　带状疱疹后遗神经痛

带状疱疹后遗神经痛是带状疱疹发病后期,病毒未能清除,遗留的神经痛。带状疱疹系由水痘-带状疱疹病毒引起,此病毒一般潜伏在脊髓后根神经元中。但机体抵抗力低下或劳累、感染、感冒发烧,生气上火等,病毒可再次生长繁殖,并沿神经纤维移至皮肤,使受侵犯的神经和皮肤产生激烈的炎症。皮疹一般有单侧性和按神经节段分布的特点,有集簇性的疱疹组成,并伴有疼痛;年龄愈大,神经痛愈重。带状疱疹后遗神经痛就是带状疱疹遗留下来的疼痛,属于后遗症的一种。临床上认为带状疱疹的皮疹消退以后,其局部皮肤仍有疼痛不适,且持续 1 个月以上者称为带状疱疹后遗神经痛,即 PHN。表现为局部阵发性或持续性的灼痛、刺痛、跳痛、刀割痛,严重者影响了休息、睡眠、精神状态等。据报道,带状疱疹发病率为人群的 1.4‰~ 4.8‰之间,约有 20%的患者遗留有神经痛。50 岁以上老年人是带状疱疹后遗神经痛的主要人群,约占受累人数的 75% 左右。该病是医学界的疼痛难题,是中老年人健康潜在的杀手。神经痛是带状疱疹的主要特征,是由于带状疱疹病毒的亲神经性侵袭神经末梢造成的,可在发疹前或伴随皮疹出现,少儿不明显,青年人略轻,老年人较重。疼痛以胸段肋间神经和面部三叉神经分布区多见。

本病中医称蛇串疮,认为因肝脾内蕴湿热,兼感邪毒所致。情志内伤,肝经郁火,复感火热时毒,客于少阳、厥阴经络,熏灼肌肤、脉络而发为疱疹;饮食不节,损伤脾胃,致脾经湿热内蕴,复感火热时邪,客于阳明、太阴经络,浸淫肌肤、脉络发为疱疹。病久则皮损表面火热湿毒得以外泄,疱疹消退,但余邪滞留经络,久久不除,以致气虚血瘀,经络阻滞不通,多见于年老体弱者,相当于西医的带状疱疹后遗神经痛。

【诊断依据】

带状疱疹结痂痊愈后遗留1个月以上的疼痛就可以诊断为带状疱疹后遗神经痛。带状疱疹的诊断依据如下。

1. 先有低热、全身不适、皮肤灼热、神经痛,以后该区皮肤出现色红、疱疹。好发于一侧胸背、腹部或面部,不超过中线。

2. 皮肤疱疹呈集簇状,沿皮神经走向呈带状分布。疱疹透明,内容物澄清,疱壁紧张发亮,高处皮面。数日后水疱变浑、干燥、结痂。发病过程中伴有神经痛,常有局部淋巴结肿大。

3. 疱疹结痂脱落后可留有暂时性淡红色斑或轻度色素沉着。有的患者疱疹发生继发感染、化脓。有少数患者疱疹愈后残留神经痛,短者半个月,长者达数月之久。

【操作方法】

1. 高发热敏穴位区域 对穴位热敏高发部位病痛局部或病痛的同神经节段背俞穴、至阳、膈俞、阳陵泉等穴区进行穴位热敏探查,标记热敏穴位。

2. 热敏灸操作步骤

(1)病痛局部或同节段背俞穴(图6-30)单点温和灸,自觉热感透向深部,向四周扩散并传至远部或自觉麻木、疼痛感,灸至热敏灸感消失。

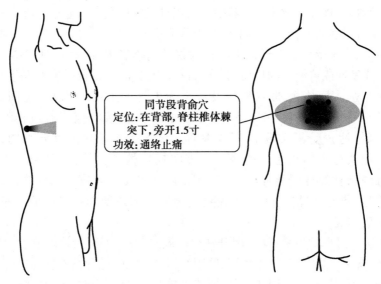

同节段背俞穴
定位:在背部,脊柱椎体棘突下,旁开1.5寸
功效:通络止痛

图6-30

(2)至阳穴(图6-31)单点温和灸,自觉热感传至病痛附近区域,灸至热敏灸感消失。

(3)膈俞穴(图6-32)双点温和灸,部分的感传可直接到达病痛处,如感

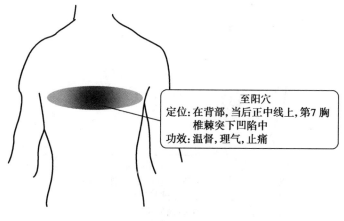

至阳穴
定位:在背部,当后正中线上,第7胸椎棘突下凹陷中
功效:温督,理气,止痛

图 6-31

传仍不能上至病痛处,再取一支点燃的艾条放置感传所达部位的端点,进行温和灸,依次接力使感传到达病痛处,最后将两支艾条分别固定于膈俞和病痛局部进行温和灸,灸至热敏灸感消失。

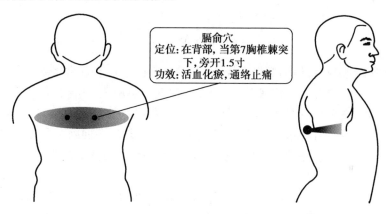

膈俞穴
定位:在背部,当第7胸椎棘突下,旁开1.5寸
功效:活血化瘀,通络止痛

图 6-32

　　(4)阳陵泉穴(图6-33)双点温和灸,部分的感传可直接到达病痛处,如感传仍不能上至病痛处,再取一支点燃的艾条放置感传所达部位的端点,进行温和灸,依次接力使感传到达病痛处,最后将两支艾条分别固定于阳陵泉和病痛局部进行温和灸,灸至热敏灸感消失。

　　3. 灸疗疗程　每次选取上述1~2组穴位,每天1次,10次为1个疗程,疗程间休息2~5天,共2~3个疗程。

【典型案例】
　　病例1:赵某,女,55岁,3个月前左侧肩背部患"带状疱疹",经治疗半个

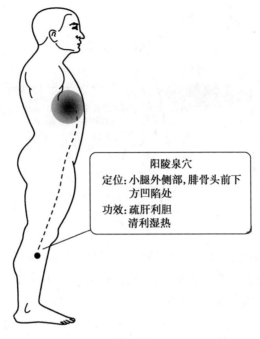

图 6-33

月后疱疹结痂脱落,但局部仍有烧灼样皮肤疼痛,衣服轻触即痛甚,治疗效果不佳。在左膈俞探及穴位热敏,立于左膈俞穴施热敏灸,热流徐徐入里,15 分钟后扩散至整个左肩背部,20 分钟后热流在左肩背部深处涌动,自觉疱疹处周围皮肤滚烫并有麻木感,灸感持续约 20 分钟后热流渐回缩至左膈俞穴并感皮肤灼热,乃停灸,完成 1 次热敏灸治疗。次日复诊,诉疼痛稍减,按上法探敏治疗 10 次,疼痛消失。

病例 2:李某,女,50 岁,3 个月前左胸胁部患"带状疱疹",经治疗后疱疹逐渐结痂脱落,但仍觉皮肤感觉异常,衣服轻触即可引起疼痛。医院诊断为带状疱疹后遗痛,药物治疗仍不能缓解症状。在患者病痛局部、左侧阳陵泉穴区探及穴位热敏,遂于病痛局部、左侧阳陵泉穴区施行双点温和灸,患者立感病痛局部有热流向里渗透,局部皮肤有麻木感,10 分钟后,患者感热流从左侧阳陵泉穴区沿胆经向上传导,再取一支点燃的艾条放置感传所达部位的端点,进行温和灸,依次接力使感传到达病痛处,30 分钟后患者感阳陵泉与病痛局部的热流连成一线,灸感持续约 15 分钟后渐回缩至阳陵泉穴,继灸 3 分钟后,患者局部皮肤灼热,遂停灸,完成 1 次热敏灸治疗。次日复诊,诉前胸胁部疼痛有所减轻,按上法探敏治疗 10 次,疼痛消失。

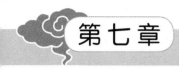

第七章

精神和行为障碍疾病

第一节 失 眠 症

失眠症(insomnia)指原发性失眠,表现为持续相当长时间的对睡眠的质和量的不满意,患者因此而忧虑或恐惧,并在心理上产生恶性循环而使本症持续存在。西医学认为本病与睡眠—觉醒调节机制紊乱及心理、社会因素有关,病因尚不明确。临床上可表现为夜间入睡困难、易醒、早醒、睡眠时间明显减少,白昼工作、学习、记忆及其他功能低下。

中医称失眠为"不寐"、"不得眠",多因情志所伤,饮食不节,久病、年迈成虚,禀赋不足,心虚胆怯所致。其主要病机为脏腑阴阳失调,气血失和,以致心神失养或心神不安,阳不入阴,阴不含阳,神不守舍;或跷脉功能失调,阳跷脉亢盛,阴跷脉失于对其制约,阴不制阳,而致失眠。

【诊断依据】

1. 以睡眠障碍为几乎唯一的症状,其他症状均继发于失眠,包括难以入睡、睡眠不深、易醒、多梦、早醒、醒后不易再睡,醒后感不适、疲乏或白天困倦。

2. 上述睡眠障碍每周至少发生 3 次,并持续 1 个月以上。

3. 失眠引起显著的苦恼,或精神障碍症状的一部分,活动效率下降,或妨碍社会功能。

4. 排除躯体疾病或精神疾病导致的继发性失眠。

【操作方法】

1. 高发热敏穴位区域　对穴位热敏高发部位百会、心俞、至阳、神阙、涌泉等穴区进行穴位热敏探查,标记热敏穴位。

2. 热敏灸操作步骤

（1）百会穴（图7-1）单点温和灸，自觉热感深透至脑内，或向前额或向后项沿督脉传导，灸至热敏灸感消失。

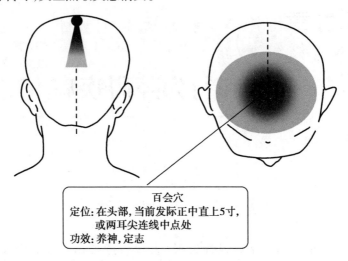

百会穴
定位：在头部，当前发际正中直上5寸，
或两耳尖连线中点处
功效：养神，定志

图7-1

（2）心俞穴（图7-2）双点温和灸，自觉热感深透至胸腔，或向上肢传导，或出现表面不（微）热深部热现象，灸至热敏灸感消失。

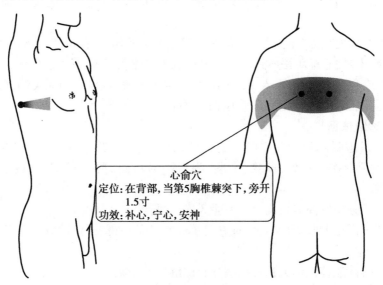

心俞穴
定位：在背部，当第5胸椎棘突下，旁开
1.5寸
功效：补心，宁心，安神

图7-2

（3）至阳穴（图7-3）单点温和灸，自觉热感透至胸腔或沿督脉向上向下传导或扩散至整个背部，灸至热敏灸感消失。

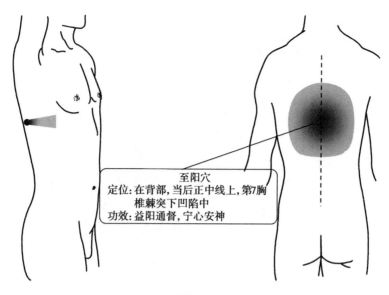

至阳穴
定位:在背部,当后正中线上,第7胸椎棘突下凹陷中
功效:益阳通督,宁心安神

图7-3

(4)神阙穴(图7-4)单点温和灸,自觉热感深透至腹腔,或出现表面不(微)热深部热现象,灸至热敏灸感消失。

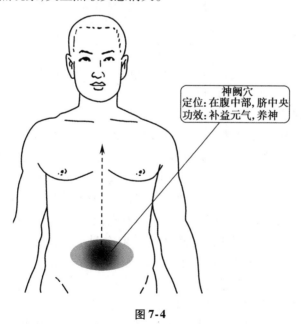

神阙穴
定位:在腹中部,脐中央
功效:补益元气,养神

图7-4

(5)涌泉穴(图7-5)双点温和灸,多出现透热或扩热等现象,灸至热敏灸感消失。

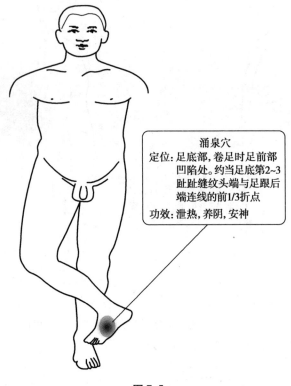

涌泉穴
定位: 足底部, 卷足时足前部
凹陷处。约当足底第2~3
趾趾缝纹头端与足跟后
端连线的前1/3折点
功效: 泄热, 养阴, 安神

图 7-5

3. 灸疗疗程　每次选取上述 2 组穴位, 每天 1 次, 10 次为 1 个疗程, 疗程间休息 2~5 天, 共 2~3 个疗程。

【典型案例】

病例 1: 李某, 女, 40 岁, 失眠 2 年, 难以入睡, 闻声易醒, 依赖药物改善睡眠。经探查, 在百会穴探及穴位热敏, 即行单点温和灸, 立感热流向颅内渗透, 并渐向四周扩散, 灸感约持续 20 分钟后, 热流渐向百会回缩, 皮肤灼热, 乃停止, 遂完成 1 次灸疗。次日复诊, 患者诉不需要依赖药物可自行入睡, 晨起精神尚可。于双心俞穴探及穴位热敏, 给予双点温和灸, 10 分钟后感热感向胸腔渗透, 温暖舒适, 睡意渐浓, 灸感约持续 30 分钟后渐回缩至双侧心俞, 皮肤灼热, 乃停灸, 完成 1 次热敏灸治疗。按上述方法探敏治疗 20 次, 无需依赖药物仍可一觉睡至天亮, 晨起精神可。

病例 2: 吴某, 女, 45 岁, 睡眠差已 2 年。多梦易醒, 有时整夜不能入睡, 经常要口服地西泮(安定)才能入睡 3~4 小时。在百会穴探及穴位热敏, 即对百会穴施单点温和灸, 2 分钟后向四周扩散如手掌大小范围, 并向颅内深透, 感头颅温热舒适, 昏昏欲睡, 透热灸感持续约 30 分钟后渐回缩并感施灸点皮肤灼热后停灸,完成 1 次热敏灸治疗,治疗后感整个身体精神放松,并感淡淡睡意。次日就诊,患者诉昨晚约睡 3 小时,精神有所好转。治疗时在至阳穴探及穴位热敏,热敏灸 5 分钟后出现扩热感,并向胸腔深透,灸感持续约40 分钟后热流渐回缩并感施灸点皮肤灼热后停灸,完成 1 次热敏灸治疗。第 3 日复诊,患者诉昨晚未服安定入睡 5 小时,晨起精力充沛。继续按上述方法探敏治疗 15 次后,每晚能入睡 5～6 小时,无噩梦,白天精神佳,食欲佳。

第二节 阳   痿

阳痿即勃起功能障碍是指在企图性交时,阴茎勃起硬度不足以插入阴道,或阴茎勃起硬度维持时间不足于完成满意的性生活。阳痿的发病率占成年男性的 50% 左右。男性性功能障碍包括性欲减退、勃起功能障碍、性高潮和射精功能障碍、阴茎疲软功能障碍,其中勃起功能障碍是最常见男性性功能障碍。勃起功能障碍根据发病原因可分类为心理性勃起功能障碍和器质性勃起功能障碍,器质性勃起功能障碍占50% ,主要包括血管性、神经性、内分泌性、糖尿病性、阴茎海绵体纤维化性等。

【诊断依据】

1. 男性符合非器质性性功能障碍的诊断依据。

2 性交时不能产生阴道性交所需的充分阴茎勃起,并至少有下列 1项:①在做爱初期(阴道性交之前)可充分勃起,但正要性交时或射精前,勃起消失或减退;②能部分勃起,但不充分,不足以性交;③不产生阴茎的膨胀;④从未有过性交所需的充分勃起;⑤仅在没有考虑性交时,产生过勃起。

【操作方法】

1. 高发热敏穴位区域 对穴位热敏高发部位关元、气冲、肾俞、腰阳关、血海等穴区进行穴位热敏探查,标记热敏穴位。

2. 热敏灸操作步骤

(1)关元、气冲穴(图 7-6)三角温和灸,自觉热感深透至腹腔,灸至热敏灸感消失。

(2)肾俞穴(图 7-7)双点温和灸,自觉热感深透至腹腔或扩散至腰骶部或向下肢传导,灸至热敏灸感消失。

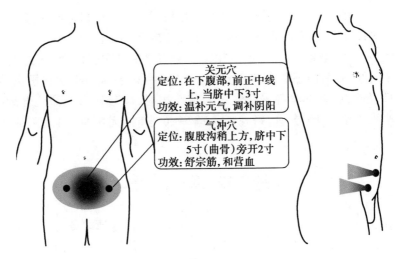

关元穴
定位: 在下腹部, 前正中线
上, 当脐中下3寸
功效: 温补元气, 调补阴阳

气冲穴
定位: 腹股沟稍上方, 脐中下
5寸(曲骨)旁开2寸
功效: 舒宗筋, 和营血

图 7-6

(3) 腰阳关穴(图 7-7) 单点温和灸, 自觉热感深透至腹腔或扩散至腰骶部或向下肢传导至脚心发热, 灸至热敏灸感消失。

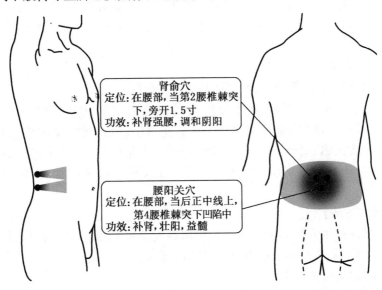

肾俞穴
定位: 在腰部, 当第2腰椎棘突
下, 旁开1.5寸
功效: 补肾强腰, 调和阴阳

腰阳关穴
定位: 在腰部, 当后正中线上,
第4腰椎棘突下凹陷中
功效: 补肾, 壮阳, 益髓

图 7-7

(4) 血海穴(图 7-8) 双点温和灸, 部分的感传可直接到达下腹部, 如感传仍不能上至腹部者, 再取一支点燃的艾条放置感传所达部位的近心端点, 进行温和灸, 依次接力使感传到达下腹部, 最后将两支艾条分别固定于血海和下腹部进行温和灸, 灸至热敏灸感消失。

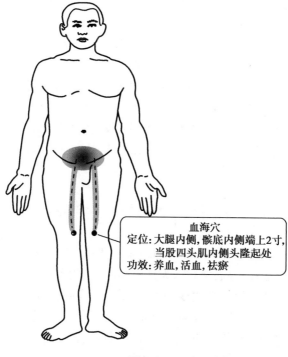

血海穴
定位:大腿内侧,髌底内侧端上2寸,
　　　当股四头肌内侧头隆起处
功效:养血,活血,祛瘀

图 7-8

3. 灸疗疗程　每次选取上述 1~2 组穴位,每天 1 次,10 次为 1 个疗程,疗程间休息 2~5 天,共 2~3 个疗程。

【典型案例】

病例 1:杨某,男,42 岁,1 年前出现勃起障碍,并伴腰部酸痛,诊断为阳痿。经探查,在双肾俞探及穴位热敏,即行双点温和灸,立感热流渗透入腰部,并向四周扩散,5 分钟后热流汇合成片并感腰骶部酸胀,20 分钟后热流沿腰部传至小腹,小腹及前阴部酸胀舒适,灸感约持续 30 分钟后沿传导路线渐向双肾俞回缩,皮肤灼热,乃停止,遂完成 1 次灸疗。次日复诊,于腰阳关穴探及热敏,施温和灸,约 10 分钟后感热感深透至腹腔,持续 20 分钟左右热流渐回缩至腰阳关,皮肤灼热,乃停灸,完成 1 次热敏灸治疗。按上述方法探敏治疗 3 个疗程,共 30 次,性生活恢复正常,腰部酸痛未发作,1 年后随访未见复发。

病例 2:邵某,男,36 岁,10 个月前无明显诱因出现勃起障碍,并伴有轻微腰部酸软,手足不温,精神郁闷。经探查,关元、左肾俞穴出现穴位热敏。即在左肾俞穴施热敏灸,数分钟后左肾俞穴出现透热、扩热现象,并感热流徐徐入里,5 分钟后热流呈片状扩散至左腰背部,温热舒适,并向左腰外侧扩散,扩散至左腹部,10 分钟后感整个左腹部温热舒适,经施"接力"热敏灸,该热流继续呈片状下传至左气冲穴处,同时于关元穴施热敏灸,5 分钟后关元穴出现透热现象,热流渗透入里,并感两股热流于腹部深处汇合成片,感整个小腹滚热,自觉小腹热感明显高于左腰背部,灸感持续约 50 分钟后热流回缩至关元穴,并感皮肤灼热,遂停灸关元穴。继灸左气冲穴,5 分钟后热流继续沿传导路线回缩至左肾俞穴,并感皮肤灼热,左气冲、左肾俞穴乃停灸,完成 1 次热敏灸治疗。按上述方法治疗 3 次后晨起时阳物有自举现象,白天精神、食欲明显好转,继续按该法探敏治疗 15 次,性生活已恢复正常,1 年后随访,未见复发。

第三节　肠易激综合征

　　肠易激综合征(irritable bowel syndrome,IBS),系最常见的肠道功能失调为主的全身性功能性疾病,常被认为是胃肠神经官能症一种,其临床特点是与排便有关的腹痛和大便习惯改变(便秘或腹泻,或便秘与腹泻交替),有时大便带大量黏液。IBS 的发病机制目前尚不十分明了,一般认为与精神心理因素、胃肠激素分泌失调、免疫功能紊乱、胃肠动力紊乱、内脏高敏感性等因素有关,是一个多因性、多态性疾病。

　　中医学将 IBS 归属于"泄泻"、"腹痛"、"便秘"与"郁证"等范畴,多由于感受外邪、饮食所伤,情志失常而致脏腑虚弱或功能失调,影响到脾主运化水湿功能及大肠传导失司而发病,一般认为病位在肠,脾虚肝郁、肝脾不和是本病的基本病机。

　　【诊断依据】

　　下列症状持续或间断发生≥3 个月。

　　1. 腹痛,常于排便后缓解,并伴有各种类型的排便异常。

　　2. 各种类型排便异常(至少在 25%的时间内出现 2 种以上)

　　(1)大便频率异常。

　　(2)大便性状异常(硬便,稀或水样便)。

　　(3)排便异常(排便困难,便急,排便未尽感)。

　　(4)黏液便。

　　(5)腹胀感或胀气。

　　【操作方法】

　　1. 高发热敏穴位区域　对穴位热敏高发部位关元、天枢、大肠俞、命门、足三里等穴区进行穴位热敏探查,标记热敏穴位。

　　2. 热敏灸操作步骤

（1）关元、天枢穴（图7-9）三角温和灸，自觉热感深透至腹腔或沿两侧扩散至腰部，灸至热敏灸感消失。

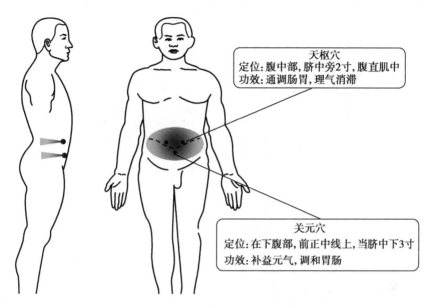

天枢穴
定位：腹中部，脐中旁2寸，腹直肌中
功效：通调肠胃，理气消滞

关元穴
定位：在下腹部，前正中线上，当脐中下3寸
功效：补益元气，调和胃肠

图 7-9

（2）大肠俞、命门穴（图7-10）三角温和灸，自觉热感深透至腹腔或扩散至腰骶部或向下肢传导，灸至热敏灸感消失。

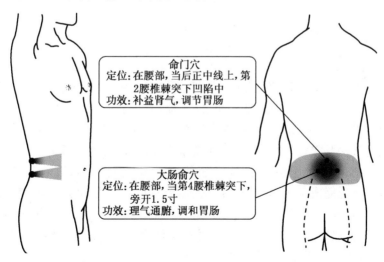

命门穴
定位：在腰部，当后正中线上，第2腰椎棘突下凹陷中
功效：补益肾气，调节胃肠

大肠俞穴
定位：在腰部，当第4腰椎棘突下，旁开1.5寸
功效：理气通腑，调和胃肠

图 7-10

（3）足三里穴（图7-11）双点温和灸,部分的感传可直接到达腹部,如感传仍不能上至腹部者,再取一支点燃的艾条放置感传所达部位的近心端点,进行接力灸使感传到达腹部,最后将两支艾条分别固定于足三里与腹部进行温和灸,灸至热敏灸感消失。

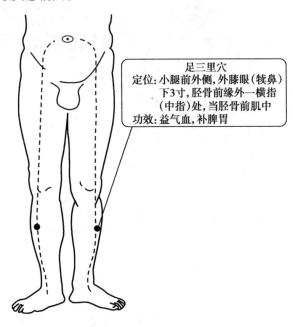

足三里穴
定位:小腿前外侧,外膝眼(犊鼻)
下3寸,胫骨前缘外一横指
(中指)处,当胫骨前肌中
功效:益气血,补脾胃

图7-11

3. 灸疗疗程　每次选取上述1～2组穴位,每天1次,10次为1个疗程,疗程间休息2～5天,共2～3个疗程。

【典型案例】

病例1:叶某,男,28岁,腹痛腹泻反复发作3年,多于排便后缓解。近日因精神紧张或饮食油腻后症状加重,痛则欲泻,泻后痛减,大便每日3～5次,不夹血及黏液,肠镜及实验室检查未见异常,诊断为肠易激综合征。经探查,在双天枢穴探及穴位热敏,即行双点温和灸,数分钟后热感渗透入腹腔,并向两侧扩散,整个腹部感温热舒适,灸感约持续40分钟后,热流渐向双天枢回缩,乃停止,遂完成1次灸疗。次日复诊,于关元穴探及热敏,施温和灸,立感热感深透至腹腔,持续20分钟左右热流渐回缩至关元,并感皮肤灼热,乃停灸,完成1次热敏灸治疗。按上述方法探敏治疗25次,腹部无疼痛,便软色黄并成形,日1行。半年后随访未见复发。

病例2:杨某,男,45岁,2年前开始出现下腹部胀闷不适,偶感腹痛,纳可,伴焦虑不安、头痛、头晕等症。近3个月出现大便干结,3～4天1次,粪块呈球状有黏液。肠镜及实验室检查未见异常,诊断为肠易激综合征。就诊时,于左足三里穴发现穴位热敏,即对左足三里穴施单点温和灸。数分钟后出现远传现象,3 分钟后热流呈线状沿下肢外侧上行,15 分钟后传于左梁丘穴,即于该穴施"接力"热敏灸,产生"跳越"式传导,约 5 分钟后左下腹感酸胀,似有蚁行。左下腹灸感持续约 20 分钟后消失,2 分钟后,左梁丘穴感皮肤灼热,乃停灸,4 分钟后热流继续沿传导路线渐回缩至左足三里穴,并感皮肤灼热乃停灸,完成 1 次热敏灸治疗。次日复诊,晨起如厕 1 次,大便稍干结。且于双大肠俞穴探及穴位热敏,即施双点温和灸,1 分钟后诉热流深入腰部,并向四周扩散,5 分钟后热流汇合成片并感腰骶部酸胀,20 分钟后热流沿腰部传至小腹,并在腹部深处涌动,整个小腹酸胀舒适,该灸感持续约 15 分钟后沿传导路线渐回缩至双大肠俞,仍有轻微透热现象,继灸约 5 分钟后感皮肤灼热乃停灸,完成 1 次热敏灸治疗。按上述方法探敏治疗 25 次,下腹无胀闷不适,大便黄软成形,每日 1 次,睡眠佳。嘱调情志,睡前自灸双天枢穴,每穴半小时,每日 1 次,连续 1 个月,以巩固疗效。半年后随访未见复发。

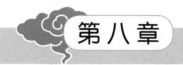

第八章

消化系统疾病

第一节 消化性溃疡

消化性溃疡(peptic ulcer)是一种常见的慢性胃与十二指肠球部、肠溃疡病变。消化性溃疡的发生与胃酸和胃蛋白酶密切相关,临床表现有长期发作的周期性节律性上腹部疼痛、伴有恶心、呕吐、反胃、嗳气、泛酸等一系列胃肠道症状。消化溃疡病疼痛有节律性,胃溃疡疼痛多在食后半至1小时出现,经1~2小时后逐渐缓解,痛位多在剑突下或稍偏左处。十二指肠溃疡疼痛多在食后3小时及在两餐之间发生,病位在上腹部偏右处,进食后可获暂时缓解;部分患者由于夜间胃酸较高,尤其在睡前进食者,可发生半夜疼痛。定时发生的半夜疼痛,是十二指肠溃疡的又一特点。

本病的发生是由于对胃及十二指肠黏膜有损害作用的侵袭因素与黏膜自身防御—修复因素之间失去平衡的结果。这种平衡失调可能由于侵袭因素增强,可能因防御—修复因素减弱,或两者兼有,十二指肠溃疡主要由于前者,而胃溃疡主要因自身防御—修复因素减弱所致。目前认为幽门螺杆菌(Hp)感染是主要病因,另外与胃酸分泌过多、遗传因素、胃十二指肠运动异常、应激和心理因素及饮食习惯等有关。

本病属中医"胃脘痛"范畴,认为与感受外邪、饮食失常、情志不遂、素体虚弱等有关;病位在胃,与肝脾关系密切。中焦气滞不畅、脾胃升降功能失调为发病关键。

【诊断依据】

1. 临床表现:消化性溃疡往往具有典型的临床症状,但要注意特殊类型溃疡症状往往不典型。还有极少数患者无症状,甚至以消化性溃疡的并发症如穿孔、上消化道出血为首发症状。

2. 体征:消化性溃疡除在相应部位有压痛之外,无其他对诊断有意义的体征。但要注意,如患者出现胃型及胃蠕动波提示有幽门梗阻;如患者出现局限性或弥漫性腹膜炎体征,则提示溃疡穿孔。

3. 胃镜检查:胃镜可对消化性溃疡进行最直接的检查,而且还可以取活体组织做病理和幽门螺杆菌检查。内镜诊断应包括溃疡的部位、大小、数目以及溃疡的分期:活动期(A1A2)、愈合期(H1H2)、瘢痕期(S1S2)。对胃溃疡应常规取活体组织做病理检查。

4. X线钡餐检查:气钡双重对比可以显示X线的直接征象(具有诊断意义的龛影)和间接征象(对诊断有参考价值的局部痉挛、激惹及十二指肠球部变形)。

5. 幽门螺杆菌检查:通过胃镜可以取胃窦黏膜做快速尿素酶试验、组织学检查或者做Hp培养。

【操作方法】

1. 高发热敏穴位区域　对穴位热敏高发部位中脘、天枢、胃俞、阴陵泉等穴区进行穴位热敏探查,标记热敏穴位。

2. 热敏灸操作步骤

(1)中脘穴(图8-1)单点温和灸,可觉热感透至腹腔内或扩散至整个上腹部,灸至热敏灸感消失。

(2)天枢穴(图8-1)双点温和灸,可觉热感透至腹腔或沿两侧扩散至腰部,灸至热敏灸感消失。

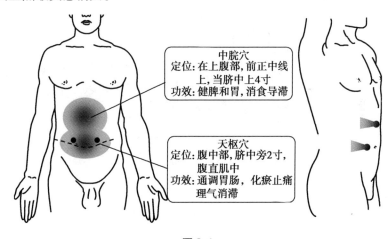

中脘穴
定位:在上腹部,前正中线上,当脐中上4寸
功效:健脾和胃,消食导滞

天枢穴
定位:腹中部,脐中旁2寸,腹直肌中
功效:通调胃肠,化瘀止痛理气消滞

图 8-1

(3)胃俞穴(图8-2)双点温和灸,可觉热感透至深部或扩散至整个背腰部,灸至热敏灸感消失。

(4)阴陵泉(图8-3)双点温和灸,部分可直接传到腹部,如感传仍不能上

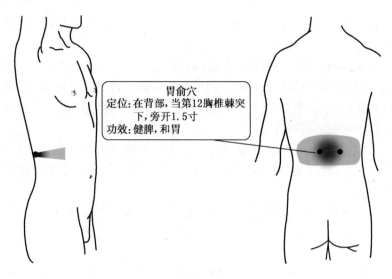

胃俞穴
定位:在背部,当第12胸椎棘突
下,旁开1.5寸
功效:健脾,和胃

图 8-2

至腹部,再取一支点燃的艾条放置感传所达部位的近心端点,进行温和灸,依次接力使感传到达腹部,最后将两支艾条分别固定于阴陵泉和腹部进行温和灸,灸至热敏灸感消失。

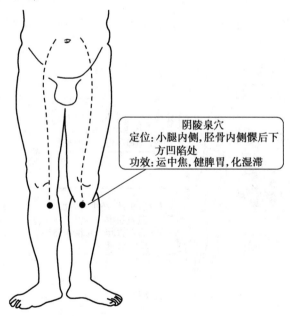

阴陵泉穴
定位:小腿内侧,胫骨内侧髁后下
方凹陷处
功效:运中焦,健脾胃,化湿滞

图 8-3

3. 灸疗疗程 每次选取上述1~2组穴位,每天1次,10次为1个疗程,疗程间休息2~5天,共2~3个疗程。

【典型案例】

病例1：曾某，男，48岁，8年前因饮食不规律，酗酒出现上腹部疼痛不适，伴有嗳气吞酸，常于餐后出现，持续1~2小时，后去医院做相关检查，胃镜示：胃溃疡，大便潜血阳性，采用西医常规治疗，症状减轻，当饮食不规律后又即发作，反复至今，现患者上腹部疼痛1日入我院，伴食欲不振，嗳气等症状。对中脘穴实施单点温和灸，出现上腹部片状热，3分钟后，热流往里渗透，10分钟后，整个上腹部里面皆热，且胃部感一股热流，20分钟后，患者肠蠕动增强，突有食欲想进食，25分钟后灸感逐渐消失，继续换灸天枢穴，先以脐部为中心行回旋灸3分钟，后发现在天枢穴出现强烈透热现象，患者顿时感觉整个少腹小腹有一股热流往里渗透，且患者感觉局部艾灸部位不热。30分钟后，透热现象逐渐减弱消失，停灸，完成1次治疗。按上述方法治疗25次后，患者食欲恢复正常，体重增加4kg，腹部疼痛不适消失，嘱患者规律进食，且清淡饮食，少吸烟酗酒，1年后随访未复发。

病例2：杨某，男，35岁，3年前因饮食无规律出现上腹部疼痛，伴嗳气、反酸、恶心、呕吐等症状，症状多在餐后2~3小时出现，进餐后可完全缓解。医院检查诊断为"十二指肠溃疡"。采用中西药治疗后症状缓解，但仍经常发作。1周前因不规则进餐而复出现上述症状，于双胃俞穴探及穴位热敏现象，当即施热敏灸，10分钟后可觉热感透至深部并扩散至整个背腰部，该灸感持续约30分钟后透热现象消失，但仍有扩热现象，续灸5分钟后热流渐回缩至施灸点，并感皮肤灼热乃停灸，完成1次热敏灸治疗。次日复诊，嗳气、反酸减轻，并于双天枢穴探及穴位热敏，故对双天枢穴进行双点温和灸，3分钟后热流汇合成片并向腹部深处渗透，感腹部热流涌动，该灸感持续约30分钟后渐回缩至双天枢穴并感皮肤灼热，乃停灸，完成1次热敏灸治疗。按上述方法探敏治疗25次，症状消失，1年后随访未复发。

第二节　功能性消化不良

消化不良（dyspepsia）是临床常见的综合征，表现为慢性复发性或持续性上腹部疼痛、饱胀、早饱、嗳气、恶心、呕吐等症状。分为器质性消化不良（organic dyspepsia）及功能性消化不良（functional dyapepsia，FD）。FD又称非溃疡性消化不良，系指具有上述慢性、复发性消化不良症状，持续至少4周以上，而各种检查未能发现器质性病变的一种功能性疾病。其发病机制尚不明确，可能与上胃肠道动力障碍、内脏感觉高敏感性、社会心理因素有关。本病十分常见，估计在社会人群中的患病率为10%~30%。不少患者伴有失眠、焦虑、抑郁、头痛、注意力不集中等精神症状。

本病归属于中医的"痞满"、"胃脘痛"、"嘈杂"等范畴。多由表邪入里、饮食中阻、痰气壅塞、情志失常、脾胃虚弱等,导致中焦气机阻滞、升降失常、邪气留滞所引起的胸腹痞闷、胀满不舒等症状。

【诊断依据】

1. 上腹部胀痛、早饱、嗳气、反酸、恶心等症状持续 4 周以上,或在近 1 年有上述症状至少 3 个月(但不一定持续)。

2. 内镜和(或)钡餐检查未发现胃十二指肠溃疡、糜烂、肿瘤等器质性病变。

3. 实验室检查、B 超及 X 线检查排除肝、胆、胰及肠道器质性病变。

4. 无糖尿病,风湿病及精神、神经性等全身性疾病。

5. 无腹部手术史。

6. 症状与排便无关。

7. 有条件的部门可结合胃电图、胃排空功能等测定作出诊断。

【操作方法】

1. 高发热敏穴位区域 对穴位热敏高发部位天枢、中脘、关元、肝俞、膈俞、上巨虚等穴区进行穴位热敏探查,标记热敏穴位。

2. 热敏灸操作步骤

(1)天枢穴(图 8-4)双点温和灸,自觉热感深透至腹腔或沿两侧扩散至腰部,灸至热敏灸感消失。

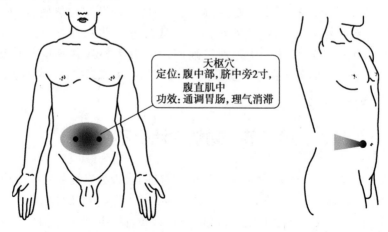

天枢穴
定位:腹中部,脐中旁2寸,
　　　腹直肌中
功效:通调胃肠,理气消滞

图 8-4

(2)中脘、关元穴(图 8-5)双点温和灸,可觉热感透至腹腔内,灸至热敏灸感消失。

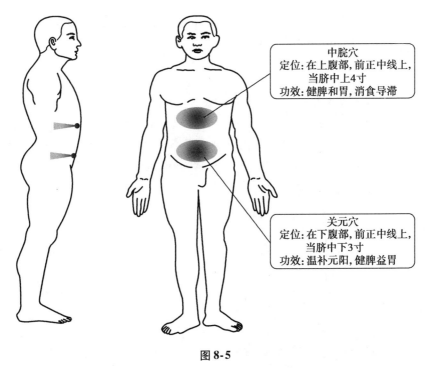

中脘穴
定位:在上腹部,前正中线上,
当脐中上4寸
功效:健脾和胃,消食导滞

关元穴
定位:在下腹部,前正中线上,
当脐中下3寸
功效:温补元阳,健脾益胃

图 8-5

（3）肝俞穴（图8-6）双点温和灸,自觉热感深透至腹腔或扩散至背腰部,
灸至热敏灸感消失。

（4）膈俞穴（图8-6）双点温和灸,自觉热感深透至腹腔或扩散至背腰部
或沿两侧扩散至胸部,灸至热敏灸感消失。

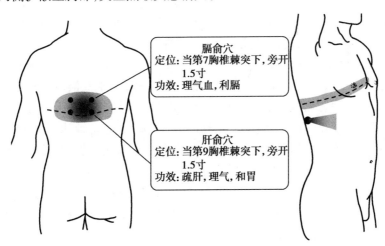

膈俞穴
定位:当第7胸椎棘突下,旁开
1.5寸
功效:理气血,利膈

肝俞穴
定位:当第9胸椎棘突下,旁开
1.5寸
功效:疏肝,理气,和胃

图 8-6

（5）上巨虚穴（图8-7）双点温和灸，自觉热感深透，或向上或向下沿足阳明胃经传导，灸至热敏灸感消失。

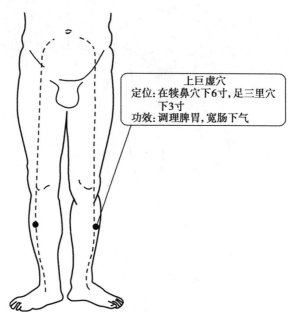

上巨虚穴
定位:在犊鼻穴下6寸,足三里穴
下3寸
功效:调理脾胃,宽肠下气

图 8-7

3. 灸疗疗程　每次选取上述1~2组穴位,每天1次,10次为1个疗程,疗程间休息2~5天,共2~3个疗程。

【典型案例】

病例1:李某,女,50岁,5年前因饱餐后感上腹部胀满不适,嗳气,自服健胃消食片,症状消除,但经常反复发作,并伴有食欲不佳、精神不振、乏力等。到当地医院就诊,各项检查指标均正常,确诊为功能性消化不良,现来我科就诊,经探查,于双胃俞、下脘、双天枢穴探及热敏化,即于双侧胃俞实施双点温和灸,数分钟后感热流扩散并非汇合在一起,10分钟后热流由腰背部逐渐渗透至上腹部,感热流涌动,整个上腹部温热、舒适,灸感持续约15后逐渐减弱消失,并感双侧胃俞灼热,停灸胃俞。改灸下脘及双侧天枢穴,数分钟后感热流如水柱向腹腔深部灌注,并向下腹涌动,整个下腹部感到滚烫,自觉下腹温度明显高于施灸点,灸感持续约30分钟下腹热流回缩至天枢穴并感皮肤灼热,停灸。按上述方法治疗15次,上述症状基本消失,并嘱咐患者规律饮食,勿暴饮暴食,随访6个月未复发。

病例2:高某,女,55岁,1年前饱餐后感上腹部胀满不适,嗳气,迁延1个月余。后每于饥饱失常或不规律饮食而出现上述症状,经中、西医治疗效果不佳。胃镜及各种实验室检查未见明显异常,诊断为功能性消化不良。现感上腹部胀满不适,食欲差、神疲乏力。于双膈俞、双天枢穴探及穴位热敏,即行双天枢穴双点温和灸,数分钟后感热流如水柱向腹腔深部灌注,并向下腹涌动,整个下腹部感到滚烫,自觉下腹温度明显高于施灸点皮温,灸感持续约30分钟后下腹热流渐回缩至双天枢穴并感皮肤灼热后停灸,改于双膈俞穴施热敏灸,数分钟后感热流扩散并汇合一处,10分钟后热流由胸背部渐深透至上腹部,感热流涌动,整个上腹部温热舒适,该灸感持续约35分钟后热流渐回缩至胸背部,且感施灸点皮肤灼热,乃停灸,完成1次热敏灸治疗。次日复诊,上腹部胀满减轻。按上述方法探敏治疗15次,症状消失。半年后随访未见复发。

第三节 功能性便秘

便秘(constipation)是指大便秘结,排便周期或时间延长,或虽有便意但排便困难的病症,临床表现为排便次数减少、排便困难、大便性状改变。主要病因是结肠的动力学方面的异常,精神、心理因素、肠道神经的变化、外源性神经毒素作用、激素的异常等直接或间接因素导致神经传导障碍、肌肉收缩力的降低或者Cajal细胞起搏异常都会影响结肠的蠕动,结肠运动幅度减弱或运动不协调,最终都会引发便秘。

中医学认为本病病位在肠,与脾、胃、肺、肝、肾等功能失调有关。若肠胃受病,或因燥热内结,或因气滞不行,或因气虚传送无力,或因阴血虚肠道失润,以及阴寒凝结等,均能导致便秘。素体阳盛,或过食辛辣香燥,少食蔬菜,以致肠腑积热,津液中干,肠道失润,大便干燥而腑气不通。忧思过度,情志不畅,肝气郁滞,疏泄失职;或久坐少动,气机郁滞,不能宣达,通降失常,传导失职,糟粕内停,因而大便秘结。劳倦饮食内伤或病后、产后以及年老体虚之人,致脾气受损,化源不足,气血两亏,气虚则转运无力,血虚则肠失润泽,故大便秘结。素体阳虚,或年高体衰,或劳伤脾肾,致脾肾阳虚,阴寒内结难便;或素体阴虚,或热病伤阴,而致肠道阴液枯涸,无水行舟,大便干结难下。

【诊断依据】

在过去的1年里至少3个月连续或间断出现以下2个或2个以上症状。

1. >1/4的时间内有排便费力。
2. >1/4的时间内有粪便干结。
3. >1/4的时间内有排便不尽感。
4. >1/4的时间内排便时有肛门阻塞感或肛门直肠梗阻。
5. >1/4的时间内有排便需用手法协助。

6. >1/4 的时间内有每周排便 <3 次,不存在稀便,也不符合 IBS 的诊断依据。

7. 同时需除外肠道或全身器质性病因以及药物因素所致的便秘。

【操作方法】

1. 高发热敏穴位区域 对穴位热敏高发部位天枢、大肠俞、次髎、上巨虚等穴区进行穴位热敏探查,标记热敏穴位。

2. 热敏灸操作步骤

(1)天枢穴(图 8-8)双点温和灸,自觉热感深透至腹腔或沿两侧扩散至腰部,灸至热敏灸感消失。

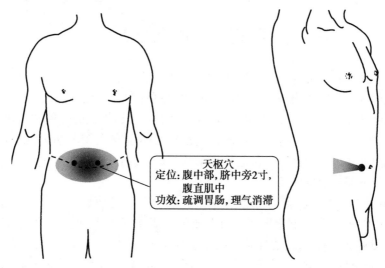

天枢穴
定位:腹中部,脐中旁2寸,腹直肌中
功效:疏调胃肠,理气消滞

图 8-8

(2)大肠俞穴(图 8-9)双点温和灸,自觉热感深透至腹腔或向两侧扩散沿带脉传至腹部,灸至热敏灸感消失。

(3)次髎穴(图 8-10)双点温和灸,自觉热感深透至腹腔或扩散至腰骶部或向下肢传导,灸至热敏灸感消失。

(4)上巨虚穴(图 8-11)双点温和灸,部分的感传可直接到达腹部,如感传仍不能上至腹部者,再取一支点燃的艾条放置感传所达部位的近心端点,进行接力灸,使感传到达腹部,最后将两支艾条分别固定于上巨虚和腹部进行温和灸,灸至热敏灸感消失。

3. 灸疗疗程 每次选取上述 1~2 组穴位,每天 1 次,10 次为 1 个疗程,疗程间休息 2~5 天,共 2~3 个疗程。

【典型案例】

病例1:胡某,男,57 岁,10 年前开始出现排便困难,3~5 日排便 1 次,且

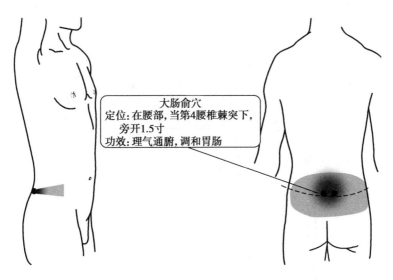

大肠俞穴
定位：在腰部，当第4腰椎棘突下，旁开1.5寸
功效：理气通腑，调和胃肠

图 8-9

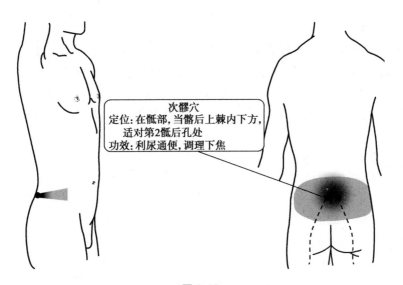

次髎穴
定位：在骶部，当髂后上棘内下方，适对第2骶后孔处
功效：利尿通便，调理下焦

图 8-10

便干便硬，逐渐加重，精神差，腹胀，曾自服中、西泻药，症状可当时缓解，停药马上复发。遂来我院就诊，经探查，在双侧天枢穴发现热敏灸感，即双点温和灸，顿时患者感觉一股热流流入腹腔，并向下渗透，患者感腹部在蠕动，灸感持续到 15 分钟时，患者感腹部温度明显高于施灸表面的温度，且排气 1 次，灸感持续 30 分钟后逐渐回缩至天枢穴，灸感逐渐减弱消失，停灸，继续悬灸上巨

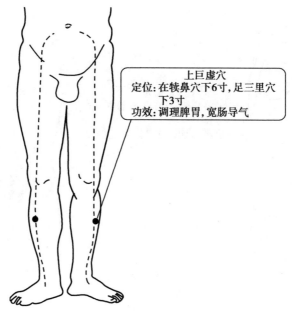

上巨虚穴
定位:在犊鼻穴下6寸,足三里穴
　　　下3寸
功效:调理脾胃,宽肠导气

图 8-11

虚,发现传热现象,3分钟后热感传至梁丘位置,再点一艾条置于其上,行接力灸,10分钟后热感传至腹部,并腹部有温热感,次日复诊,患者诉次日清晨排便1次,按照上述方法治疗15次,患者1~2日解大便1次,且便质细软,嘱患者养成良好排便习惯,睡前温和灸双侧天枢穴巩固疗效,随访6个月未复发。

病例2:谷某,女,58岁,反复便秘10余年。4~5天解大便1次,便干成羊屎状,口干,自服中、西泻药,症状可缓解。就诊时在双大肠俞、左上巨虚穴附近探及穴位热敏。即于双大肠俞穴施双点温和灸,于数分钟后感热流徐徐入里,15分钟后,两股热流汇合成片,并向腹腔深部涌动,顿感整个腹部温热舒适,约35分钟后热流渐回缩至双大肠俞穴并感皮肤灼热乃停灸,改灸左上巨虚穴,数分钟后感热流入里,20分钟后热流呈片状沿下肢外侧上行,经施"接力"热敏灸,10分钟后左侧小腹感酸胀温热,似有蚁行,该灸感持续约20分钟后沿传导路线渐回缩至左上巨虚穴,仍有轻微透热现象,继灸该穴5分钟后感皮肤灼热乃停灸,完成1次热敏灸治疗。次日复诊继按此法施热敏灸,第3日解出大便1次,继按上述治疗方案治疗5次后每2~3天解大便1次,大便尚通畅。嘱睡前自灸上巨虚穴半小时,每日1次,连续10天,以巩固疗效。10日后复诊,每天解大便1次,大便通畅。

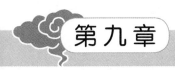

第九章

泌尿生殖系统疾病

第一节 原发性痛经

痛经(dysmenorrhea)指在妇女在月经期前后或月经期出现下腹疼痛、坠胀、伴腰部酸痛不适,甚至难以忍受,以致影响生活和工作质量者。痛经为妇科最常见的症状之一,约50%妇女均有痛经,其中10%痛经严重。痛经分为原发性和继发性两类,前者是指生殖器官无器质性病变的痛经,故又称功能性痛经,原发性痛经的原因为子宫口狭小、子宫发育不良或经血中带有大片的子宫内膜,后一种情况也称作膜样痛经。继发性痛经指由于盆腔器质性疾病如子宫内膜异位症、盆腔炎或宫颈狭窄等所引起的痛经。

本病中医称痛经或经行腹痛,主要机制是气血运行不畅。常由于经期受寒饮冷,坐卧湿地,寒湿伤于下焦,客于胞宫,经血为寒湿所凝,运行不畅而作痛;或肝郁气滞,血行受阻,冲任运行不畅,经血滞于胞宫,不通则痛;或禀赋虚弱,肝肾不足,孕育过多,精血亏损,行经之后血海空虚,胞脉失于滋养故经后作痛。

【诊断依据】

原发性痛经的诊断,主要在于排除继发性痛经的可能。应详细询问病史,注意疼痛开始的时间、类型及特征。根据以下几点即可诊断。

1. 初潮后1~2年内发病。

2. 在出现月经血或在此之前几个小时开始痛,疼痛持续时间不超过28~72小时。

3. 疼痛性质属痉挛性或类似分娩产痛。

4. 妇科双合诊或肛诊阴性。

病史不典型、盆腔检查不满意者,宜做B超扫描。盆腔检查无阳性体征,应用避孕药物或 PCs 合成抑制剂,有疗效者可诊断为原发性痛经。如用药5~6 个周期无效,则宜进一步做腹腔镜或宫腔镜检查,以排除子宫内膜异位症、黏膜下肌瘤等器质性病变。

【操作方法】

1. 高发热敏穴位区域 对穴位热敏高发部位关元、子宫、次髎、三阴交等穴区进行穴位热敏探查,标记热敏穴位。

2. 热敏灸操作步骤

(1)关元、子宫穴(图 9-1)三角温和灸,自觉热感透至腹腔并扩散至整个腹部,灸至热敏灸感消失。

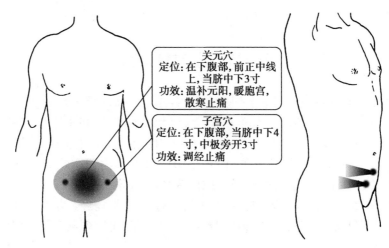

关元穴
定位:在下腹部,前正中线上,当脐中下3寸
功效:温补元阳,暖胞宫,散寒止痛

子宫穴
定位:在下腹部,当脐中下4寸,中极旁开3寸
功效:调经止痛

图 9-1

(2)次髎穴(图 9-2)双点温和灸;自觉热感深透至腹腔或扩散至腰骶部或向下肢传导,灸至热敏灸感消失。

(3)三阴交穴(图 9-3)双点温和灸,部分的感传可直接到达腹部,如感传仍不能上至腹部,再取一支点燃的艾条放置感传所达部位的近心端,进行温和灸,依次接力使感传到达腹部,最后将两支艾条分别固定于三阴交和腹部进行温和灸,灸至热敏灸感消失。

3. 灸疗疗程 每次选取上述 2 组穴位,每天 1 次,自月经来潮前 3 天开始,连续 5 天为 1 个疗程,共 3 个月经周期。

【典型案例】

病例 1:张某,女,24 岁,未婚。自诉 13 岁初潮,每次临行经之时下腹胀痛难忍,甚痛至床上翻滚,曾口服中成药物治疗(具体用药不详)。此次求诊时下腹胀满疼痛已 1 小时余伴腰膝酸软,难以忍受,见其面色苍白,全身冷汗淋漓,立刻给予其热敏灸治疗,经热敏化腧穴的探查,其关元穴及双侧次髎穴有

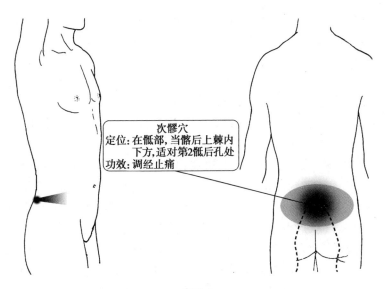

次髎穴
定位: 在骶部, 当髂后上棘内下方, 适对第2骶后孔处
功效: 调经止痛

图 9-2

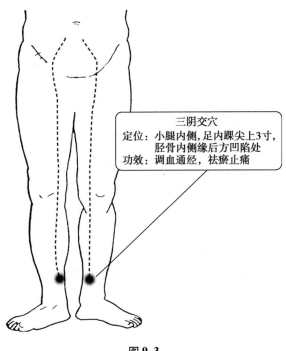

三阴交穴
定位：小腿内侧, 足内踝尖上3寸, 胫骨内侧缘后方凹陷处
功效：调血通经, 祛瘀止痛

图 9-3

明显的喜热、透热现象。故先于三阴交穴区行热敏灸治疗,约 2 分钟左右,患者即感整个下腹部温热舒适,热流直渗入腹腔,15 分钟后自诉疼痛感明显减

轻,灸感持续约 45 分钟,热感由腹腔回缩至皮肤表面。遂停灸关元穴,改灸次髎穴,于次髎穴施行双点温和灸,约 10 分钟,患者自觉腰背部片状温热感,腹腔内亦感温暖舒适,继灸 20 分钟次髎穴区皮肤感灼热乃停灸。此 1 次治疗后患者腹痛已减之八九,仅微觉胀满。次日复诊诉月经量色正常,无任何不适。嘱患者每于行经前 3 天左右自灸关元穴,每日 1 次,每次约灸半小时,连续 5 天,坚持 3 个月经周期,以防复发。半年后随访,未闻复发。

病例 2:张某,女,20 岁,15 岁初潮,月经基本正常,2 年前因经期食冷饮,此后每于月经来潮之时感小腹酸胀疼痛,遇热痛减,伴腰骶及双下肢酸痛,浑身无力。就诊时小腹胀满疼痛 2 小时,浑身无力,于双次髎穴探及穴位热敏。行双点温和灸,腰背部顿感片状温热并向下腹部传导,20 分钟后,热流渗入腹腔,灸感异常舒适,小腹胀满疼痛、头出冷汗等症顿减。该灸感持续约 2 小时热感渐回缩至双次髎穴,且仍有轻微透热现象,继灸 5 分钟灸处皮肤感灼热乃停灸,完成 1 次热敏灸治疗。灸后仅感小腹轻微胀满,已无疼痛。次日复诊诉无任何不适。嘱每于月经临行前 3 天灸关元、三阴交穴,每穴半小时,每日 1 次,连续 5 天,坚持 3 个月经周期。半年后随访未见复发。

第二节 盆 腔 炎

慢性盆腔炎(chronic pelvic inflammatory disease)多为急性盆腔炎未彻底治愈而引起,或输卵管结扎术前、术后存在亚临床型感染延续存在所致。慢性盆腔炎包括慢性子宫内膜炎、慢性输卵管卵巢炎、慢性盆腔结缔组织炎,是妇产科的常见病和多发病,也是引起异位妊娠、不孕、妇科盆腔疼痛及盆腔粘连性疾病的常见原因之一。

盆腔炎属于中医学"带下病"、"癥瘕"等范畴,认为脾虚湿盛,或食膏粱厚味,酿生湿热;或肝郁化火,蕴生肝热脾湿,致湿热下注,或因久居湿地、房事不节、六淫湿热之邪直犯少腹而成;或素体阳虚,寒湿内盛,或寒湿邪气直犯少腹、胞宫而致;或素性抑郁,气机不畅,或手术器械损伤胞宫脉络,瘀血阻滞,气滞血瘀而致本病。总之本病主要由于湿热邪毒、寒湿之邪或瘀血留于少腹胞宫,影响冲任而发病。

【诊断依据】

1. 术后有急性盆腔炎病史,并反复发作。

2. 有或无低热,伴下腹疼痛和腰骶部酸痛,经期或性交后加重,白带增多。

3. 反复发作亚急性盆腔炎,发作时可有高热,腹痛加重,内诊表现为急性盆腔炎体征。白细胞增高。

4. 月经紊乱:表现为月经周期缩短,经期延长或伴经间期点滴出血,月经量有所增多。

5. 自主神经紊乱:表现为无一定规律的单个或多个系统主诉,如心悸、潮热、胸闷;气短、气憋;恶心、呕吐,腹胀、厌食;头痛、头晕、四肢麻木;易怒、焦虑、抑郁、敏感等。

6. 内诊有慢性盆腔炎体征,一侧或双侧附件增厚,或有炎性包块,伴压痛。

7. 腹腔镜检发现慢性盆腔炎可明确诊断。

【操作方法】

1. **高发热敏穴位区域**　对穴位热敏高发部位腰阳关、次髎、关元、子宫、三阴交、阴陵泉等穴区进行穴位热敏探查,标记热敏穴位。

2. **热敏灸操作步骤**

(1)腰阳关、次髎穴(图9-4)三角温和灸,自觉热感深透至腹腔或扩散至腰骶部或向下肢传导,灸至热敏灸感消失。

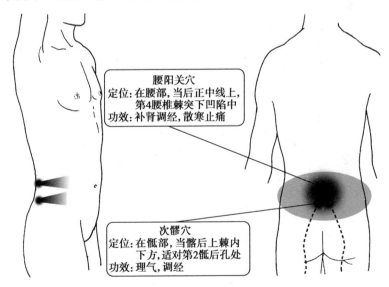

腰阳关穴
定位:在腰部,当后正中线上,第4腰椎棘突下凹陷中
功效:补肾调经,散寒止痛

次髎穴
定位:在骶部,当髂后上棘内下方,适对第2骶后孔处
功效:理气,调经

图9-4

(2)关元、子宫穴(图9-5)三角温和灸,自觉热感向深部穿透至腹腔,灸至热敏灸感消失。

(3)三阴交穴(图9-6)双点温和灸,部分的感传可直接到达腹部,如感传仍不能上至腹部者,再取一支点燃的艾条放置感传所达部位的近心端点,进行

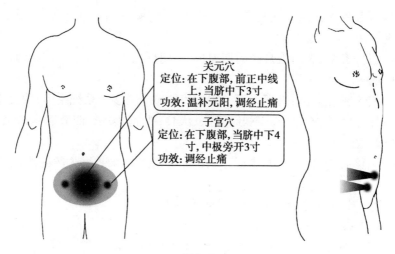

关元穴
定位:在下腹部,前正中线上,当脐中下3寸
功效:温补元阳,调经止痛

子宫穴
定位:在下腹部,当脐中下4寸,中极旁开3寸
功效:调经止痛

图9-5

温和灸,依次接力使感传到达腹部,最后将两支艾条分别固定于三阴交和腹部进行温和灸,灸至热敏灸感消失。

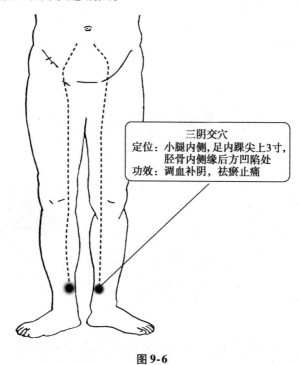

三阴交穴
定位:小腿内侧,足内踝尖上3寸,胫骨内侧缘后方凹陷处
功效:调血补阴,祛瘀止痛

图9-6

(4)阴陵泉穴(图9-7)双点温和灸,部分的感传可直接到达腹部,如感传仍不能上至腹者,再取一支点燃的艾条放置感传所达部位的近心端点,进行

温和灸,依次接力使感传到达腹部,最后将两支艾条分别固定于阴陵泉和腹部进行温和灸,灸至热敏灸感消失。

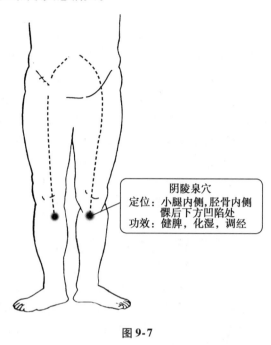

阴陵泉穴
定位: 小腿内侧,胫骨内侧髁后下方凹陷处
功效: 健脾,化湿,调经

图 9-7

3. 灸疗疗程 每次选取上述 2 组穴位,每天 1 次,连续 10 天为 1 个疗程,共 3~5 个疗程。

【典型案例】

病例 1:李某,女,35 岁,已婚,反复下腹坠胀疼痛 3 年余,加重 3 天。患者自诉 5 年前无明显诱因,出现下腹部坠胀疼痛,伴发热,白带增多,于社区一医院行 B 超示:盆腔积液。妇科检查:宫颈抬举痛,双附件区明显压痛。血细胞检查示:白细胞、中性粒细胞增高。诊断为:急性盆腔炎。曾服用中西医药物治疗(具体不详),效果不佳,每于劳累后下腹疼痛不适感明显增加,精神疲乏。经探查,于三阴交、右归来、双侧次髎及子宫穴区出现热敏现象,于右归来、双侧子宫穴区施行三点灸,即刻出现透热、扩热,热流渗透扩散至整个下腹部。灸感持续约 30 分钟后回缩至归来和子宫穴区,自觉皮肤表面灼热后停灸,改灸双侧次髎,约 5 分钟后感觉酸胀感沿大腿内侧传至小腹,小腹部温热舒适,灸感持续约 25 分钟后回缩,皮肤灼热后停灸。改灸双侧三阴交,约 8 分钟后患者自觉热流徐徐入里后呈线状沿小腿内侧上行,经施予"接力"热敏灸,热流上行至下腹部,感温热舒适,灸感持续约 20 分钟后先后回缩至双侧三阴交穴,继灸 10 分钟后皮肤灼热遂停灸,完成 1 次热敏灸治疗。次日复诊,自诉下腹部坠胀感有所减轻,按上诉方法每月治疗 8 天,连续治疗 4 个月,共 30 次。患者已无下腹疼痛,妇科检查未见异常。半年后随访,未见复发。

病例 2:詹某,女,42 岁,近 3 年来每于劳累后下腹坠胀隐痛,腰酸,精神不振。医院检查诊断为慢性盆腔炎,经治疗效果不佳。经查左次髎、右子宫两穴存在穴位热敏。于右子宫穴施温和灸,出现透热、扩热,热流深透整个下腹部并扩散如巴掌大小,灸感持续约 20 分钟后回缩至右子宫穴,感皮肤灼热乃停灸右子宫穴。改灸左次髎穴,立感酸胀感沿左侧传至小腹,感整个小腹温热酸胀舒适,灸感持续约 30 分钟后渐回缩至左次髎穴,并感皮肤灼热,乃停灸,完成 1 次热敏灸治疗。次日复诊,下腹疼痛、腰酸症状有所减轻,按上述方法每月经期治疗 7~9 次,连续 4 个月经周期,共 32 次。治疗后患者精神佳,已无下腹疼痛及腰酸,妇科检查未见异常。半年后随访,未见复发。

第三节　慢性前列腺炎

前列腺炎(prostatitis)是男性前列腺体组织的非特异性感染引起的炎症性疾病。以尿频、尿急、尿痛等尿路刺激症状和排尿不畅、会阴部坠胀疼痛为主要特征,临床上可分为急性和慢性两类。从病因上可分为细菌性和非细菌性,以慢性前列腺炎最为多见,20~40 岁发病率最高。细菌性前列腺炎主要由葡萄球菌、链球菌、大肠杆菌等的混合感染引起,非细菌性前列腺炎常因性生活不正常、局部长期受压、全身抵抗力下降(如受寒、过劳、酷热)等多种因素造成前列腺反复过度充血而致。

中医无对应的病名,根据临床表现急性前列腺炎可归属于"淋证",慢性细菌性前列腺炎属于中医学"白浊"、"白淫"、"劳淋",慢性非细菌性前列腺炎可归属于"淋浊"、"精浊"等范畴。

【诊断依据】

慢性细菌性前列腺炎

1. 症状
(1)尿路刺激症状。
(2)腰骶部、会阴部或耻骨上不适或疼痛,性质或部位常不明确。
2. 体征　直肠指检前列腺可增大、缩小或正常,表面质地不均匀或有压痛、不适等。
3. 实验室检查
(1)除继发膀胱炎外,尿液检查可正常。

（2）前列腺液中白细胞增多,通常以每高倍视野中超过 10 个为异常。白细胞数常与炎症程度相关,但不能作为诊断细菌性前列腺炎的依据。

（3）四杯试验:（简化形式为两杯试验）:收集初段尿（VB1）,中段尿（VB2）,前列腺液（EPS）以及前列腺按摩后排出的尿液（VB3）进行细菌培养可确定致病菌的来源。如 VB1 的菌落计数大大超过其他标本（至少 10 倍）,可能为尿道炎;如 VB2 菌落计数大大超过其他标本则可能为膀胱颈以上的炎症;EPS 或 VB3 的计数高,则可能为细菌性前列腺炎。

4. 影像学检查 慢性细菌性前列腺炎通常无需影像学检查,但盆腔 X 线或超声诊断可显示前列腺结石、前列腺增生等。

慢性非细菌性前列腺炎

1. 临床表现 慢性非细菌性前列腺炎的临床表现无特异性,常表现为一组临床综合症状与体征,其临床特点并可因患者不同而各异。一般常见的临床改变有如下几种情况。

（1）排尿异常:主要有尿频、尿急、尿不尽感,尿痛感常不明显,或有尿后尿道不适、灼热感等。或可见终末尿白,或大便时（以大便秘结时明显）尿道口前列腺液溢出（俗称滴白）。

（2）局部不适:常表现为小腹、少腹、会阴、睾丸、精索、阴茎、腰骶等部酸、胀、坠、痛等感觉异常。其发生部位及不适程度因人而异。

（3）神经衰弱:可伴有头晕、失眠、精神抑郁等。

（4）性功能改变:初期多有性欲旺盛、勃起频繁、射精痛、遗精、早泄等,个别患者可出现血精,病久则可能出现性欲减退、勃起功能障碍等。

2. 实验室检查

（1）一般常规检查:对于慢性非细菌性前列腺炎临床通常采取的检查方法如下。

1）前列腺液常规检查:前列腺液卵磷脂小体减少（一般 < + +/HP）;白细胞增多（一般 > +/HP）,或白细胞虽 < +/HP,但成堆聚集;pH 值可升高（pH >7.0）。

2）小便常规检查:无明显改变。

3）前列腺液细菌培养:无细菌生长。

4）前列腺液支原体培养或 PCR 检测:阳性或阴性。

（2）B 型超声波检查:可无明显改变;也可有前列腺光点不均、光斑或光团、前列腺包膜异常、腺实质内低回声区、腺体周围低或无回声区等表现。

（3）细菌定位培养加菌落计数（尿四杯法）

1）四个标本均无细菌生长，可排除细菌性前列腺炎的可能。

2）VB1、VB2 阴性，或小于菌落数 3000/ml，而 EPS 或 VB3 菌落数超过 5000/ml，可诊断为细菌性前列腺炎。

3）VB2 菌落数大于 1000/ml，提示有膀胱炎症，应先服药治疗一段时间后重新培养。

4）VB1 菌落数大于 1000/ml 且超过其他标本者为尿道炎。

3. 前列腺直肠指诊检查　前列腺可呈饱满、不对称、质软、质韧、质硬、结节、触痛、压痛等改变。按摩时可有张力及排出不畅感。

【操作方法】

1. 高发热敏穴位区域　对穴位热敏高发部位关元、中极、肾俞、命门、次髎等穴区进行穴位热敏探查，标记热敏穴位。

2. 热敏灸操作步骤

（1）关元、中极穴（图9-8）双点温和灸，自觉热感深透至腹腔并沿带脉传至腰骶部，灸至热敏灸感消失。

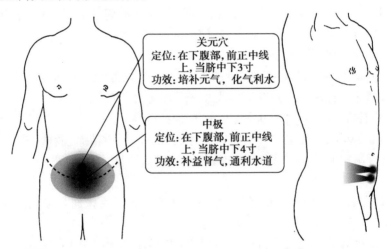

关元穴
定位：在下腹部，前正中线上，当脐中下3寸
功效：培补元气，化气利水

中极
定位：在下腹部，前正中线上，当脐中下4寸
功效：补益肾气，通利水道

图9-8

（2）肾俞穴（图9-9）双点温和灸，自觉热感透至深部并扩散至腰背部且向下腹部传导，灸至热敏灸感消失。

（3）命门、次髎穴（图9-10）三点温和灸，自觉热感透至深部并扩散至腰背部且向下腹部传导，灸至热敏灸感消失。

3. 灸疗疗程　每次选取上述 1~2 组穴位，每天 1 次，10 次为 1 个疗程，疗程间休息 2~5 天，共 2~3 个疗程。

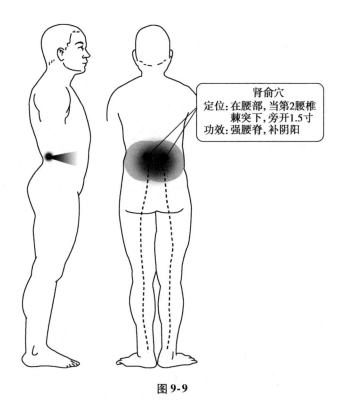

肾俞穴
定位: 在腰部, 当第2腰椎
　　　棘突下, 旁开1.5寸
功效: 强腰脊, 补阴阳

图 9-9

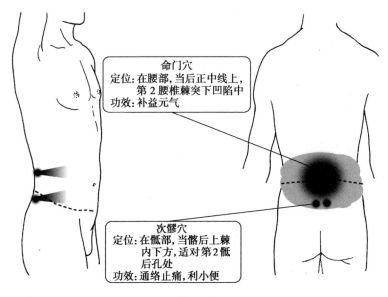

命门穴
定位: 在腰部, 当后正中线上,
　　　第 2 腰椎棘突下凹陷中
功效: 补益元气

次髎穴
定位: 在骶部, 当髂后上棘
　　　内下方, 适对第2骶
　　　后孔处
功效: 通络止痛, 利小便

图 9-10

【典型案例】

病例1:周某,男,50岁,患者4年前无明显诱因出现尿频,尿急及阴囊部、腰骶部坠胀不适。诊断为"慢性前列腺炎"。曾多方求治,疗效均不佳。经探查,于双侧肾俞穴及中极穴区探及热敏现象,首先在双侧肾俞穴区施行双点温和灸,自觉热流徐徐入里,约5分钟后感觉热流向整个腰骶内部渗透,温热舒适,灸感持续约30分钟后感皮肤灼热,遂停灸,改灸中极穴,约2分钟后感整个小腹部一片温热并向腹腔内渗透,灸感持续约40分钟后感皮肤灼热,乃停灸,完成1次热敏灸治疗。按上述方法连续治疗10次后症状明显好转,继续给予其热敏灸治疗20次,上述症状基本消失,1年后随访,未闻复发。

病例2:陈某,男,49岁,尿频、尿急反复发作2年。现排尿余沥不尽,尿频,伴腰脊酸痛,少腹、会阴胀痛,尿道口常有白色分泌物排出;舌质淡、苔黄,脉弦。诊为"慢性前列腺炎"。于命门、左肾俞穴探及穴位热敏,立于两穴同时施双点温和灸,数分钟后,热流扩散并汇合成片,感整个腰部温暖舒服,灸感持续约30分钟后渐回缩至命门、左肾俞穴,并感皮肤灼热,乃停灸,完成1次热敏灸治疗。次日复诊诉腰脊酸痛,少腹、会阴胀痛均明显减轻,于中极穴探及穴位热敏并施单点温和灸,立感热流徐徐入里,并向前阴部扩散,非常舒适,灸感持续约20分钟渐回缩至中极穴,并感皮肤灼热,乃停灸,完成第2次治疗。继续按上述方法探敏治疗30次,症状消失。1年后随访,未复发。

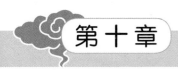

第十章

呼吸系统疾病

第一节 感 冒

感冒(common cold)是指当人体受凉、淋雨、过度疲劳等诱发,使全身或呼吸道局部防御功能降低时,则原已存在于呼吸道的或从外界侵入的病毒、细菌可迅速繁殖,引起本病,以鼻咽部炎症为主要表现如鼻塞、咳嗽、头痛、恶寒发热、全身不适为其特征。全年均可发病,尤以春季多见。

中医学认为本病为外感风邪,客于肺卫所致的常见外感疾病。由于感邪之不同、体质强弱不一,证候可表现为风寒、风热两大类,并有夹湿、夹暑的兼证,以及体虚感冒的差别。如果病情较重,在一个时期内广泛流行,称为"时行感冒"。

【诊断依据】

1. 鼻塞流涕,喷嚏,咽痒或痛,咳嗽。

2. 恶寒发热,无汗或少汗,头痛,肢体酸楚。

3. 四时皆有,以冬春季节为多见。

4. 血白细胞总数正常或偏低,中性粒细胞减少,淋巴细胞相对增多。

【操作方法】

1. **高发热敏穴位区域** 对穴位热敏高发部位上印堂、太阳、风池、风府、大椎、至阳、腰阳关等穴区进行穴位热敏探查,标记热敏穴位。

2. **热敏灸操作步骤**

(1)对于流鼻涕,打喷嚏,鼻塞,前额紧痛的风寒感冒,进行上印堂穴(图10-1)单点温和灸,可觉热感或紧压重感扩散至整个前额,灸至热敏灸感消失;继而对太阳穴(图10-2)进行双点温和灸,可觉热感扩散至两侧颞部,灸至热敏灸感消失。

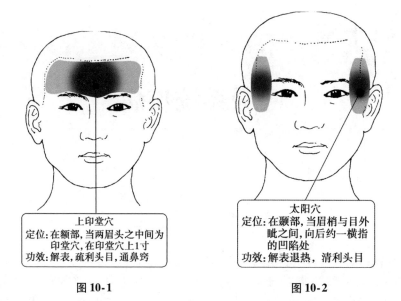

上印堂穴
定位:在额部,当两眉头之中间为
印堂穴,在上印堂穴上1寸
功效:解表,疏利头目,通鼻窍

图 10-1

太阳穴
定位:在颞部,当眉梢与目外
眦之间,向后约一横指
的凹陷处
功效:解表退热,清利头目

图 10-2

(2)对于头项强痛的风寒感冒,进行大椎、风池穴(图 10-3)三角温和灸,可觉热感透至深部并扩散至整个头项背部,灸至热敏灸感消失。

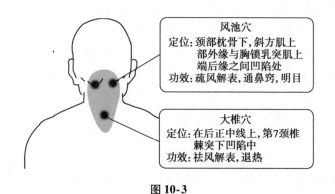

风池穴
定位:颈部枕骨下,斜方肌上
部外缘与胸锁乳突肌上
端后缘之间凹陷处
功效:疏风解表,通鼻窍,明目

大椎穴
定位:在后正中线上,第7颈椎
棘突下凹陷中
功效:祛风解表,退热

图 10-3

(3)对于恶风、恶寒发热、全身乏力的风寒感冒,分别按序对风府、大椎、至阳、腰阳关穴(图 10-4)循经往返和接力灸,振奋督脉阳气,祛寒解表,可觉热感沿头项背腰部督脉传导,灸至热敏灸感消失。

3. 灸疗疗程　每天 2 次,灸至症状消失。一般 1~2 天即可。

【典型案例】

病例 1:陈某,女,22 岁,因天气变冷,不慎着凉,出现鼻塞、流清涕、头痛、打喷嚏症状。查体温:37.9℃。在大椎穴、左风池穴、上印堂有明显透

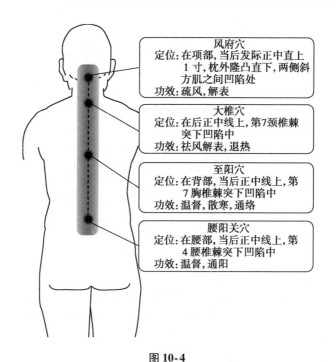

风府穴
定位:在项部,当后发际正中直上
　　　1寸,枕外隆凸直下,两侧斜
　　　方肌之间凹陷处
功效:疏风,解表

大椎穴
定位:在后正中线上,第7颈椎棘
　　　突下凹陷中
功效:祛风解表,退热

至阳穴
定位:在背部,当后正中线上,第
　　　7胸椎棘突下凹陷中
功效:温督,散寒,通络

腰阳关穴
定位:在腰部,当后正中线上,第
　　　4腰椎棘突下凹陷中
功效:温督,通阳

图 10-4

热现象,遂选取大椎穴、左风池穴处施行热敏灸,自觉有热感扩散至整个颈部,5分钟后向头顶部传导,10分钟之后整个头部均有温热感,灸感持续20分钟后渐回缩并感施灸部位皮肤灼热,改为上印堂区单点温和灸,即感热如"流水"向鼻根部传导,并感觉前额有"酸胀压迫感",灸感持续大约15分钟后感鼻腔渐通,同时上印堂穴皮肤感灼热后停灸。治疗后头项紧痛与全身酸痛明显好转,嘱回家后避风寒,注意保暖。次日复诊,诸症悉除。

　　病例2:易某,女,30岁,昨日无明显诱因出现恶风,咽喉不适,自测体温:37.4℃,口服感冒冲剂疗效不佳。今晨起症状加重,兼感头项紧痛、全身乏力酸痛。经查,大椎、双风池穴可探及穴位热敏,当即行大椎、双风池穴三角温和灸,可觉热感扩散至整个头项背部并透至深部,15分钟后感热流呈片状上传,10分钟后整个头颅均有温热舒适感,灸感持续约15分钟后渐回缩并感双风池穴皮肤灼热,停灸;继灸大椎穴,扩热、传热灸感持续约5分钟后渐回缩并感皮肤灼热,遂停灸,完成1次治疗。治疗后头项紧痛与全身酸痛明显好转,嘱回家后避风寒,注意保暖。次日复诊,诸症悉除。

第二节 慢性支气管炎

慢性支气管炎(chronic bronchitis)是气管、支气管黏膜及其周围组织的慢性非特异性炎症。临床上以咳嗽、咳痰或伴有气喘等反复发作为主要症状。本病为临床多发病和常见病,中老年常见,多发于春冬季。

本病属中医"咳嗽"、"喘证"、"痰饮"的范畴,认为多由外邪侵袭肺系,或脏腑功能失调,内邪干肺,引起肺失宣肃,肺气上逆所致。以咳嗽、咳痰为主要症状的病症。疾病的发生发展及转归与肺、脾、肾三脏关系密切。

【诊断依据】

1. 症状:咳嗽、咳痰或气喘每年发病累计 3 个月以上,且连续 2 年或以上。

2. 体征:早期多无体征,急性发作期,多在背部或肺底闻及散在的湿性或干性啰音,喘息型气管炎可闻及哮鸣音,长期发作有肺气肿的体征。

3. 实验室检查:急性发作期白细胞总数及中性粒细胞增多,缓解期血常规无改变。

4. 影像学检查:胸部 X 线检查,单纯慢性支气管炎可阴性,病变反复发作者肺纹理增多、粗乱、条索状阴影。出现斑点状阴影应考虑并发支气管肺炎;如出现肺不张则有肺不张的典型 X 线改变。

5. 呼吸功能检查:早起可有闭合性气管增大,反复发作病情加重可出现最大通气量和第一秒用力呼气量降低等阻塞性通气功能障碍。

【操作方法】

1. 高发热敏穴位区域 对穴位热敏高发部位大椎、至阳、命门、中府、肺俞、脾俞等穴区进行穴位热敏探查,标记热敏穴位。

2. 热敏灸操作步骤

(1)大椎、至阳、命门穴(图 10-5)循经往返灸和接力灸,振奋督脉阳气,可觉热感沿头项背腰部督脉传导,灸至热敏灸感消失。

(2)中府穴(图 10-6)双点温和灸,可觉热感透至胸腔并传至上肢,灸至热敏灸感消失。

(3)肺俞穴(图 10-7)双点温和灸,可觉热感透至胸腔并向颈项传导,灸至热敏灸感消失。

(4)脾俞穴(图 10-8)双点温和灸,可觉热感透至深部或扩散至整个腰背部,灸至热敏灸感消失。

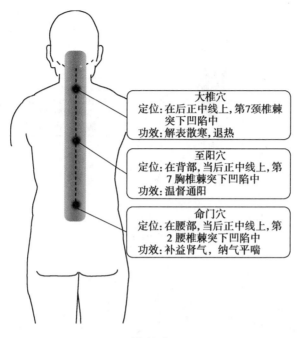

大椎穴
定位:在后正中线上,第7颈椎棘
　　突下凹陷中
功效:解表散寒,退热

至阳穴
定位:在背部,当后正中线上,第
　　7胸椎棘突下凹陷中
功效:温督通阳

命门穴
定位:在腰部,当后正中线上,第
　　2腰椎棘突下凹陷中
功效:补益肾气,纳气平喘

图 10-5

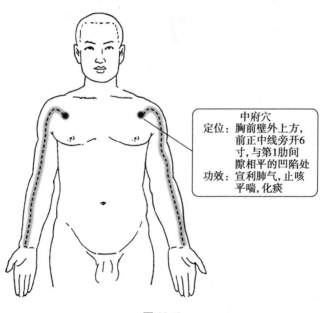

中府穴
定位:胸前壁外上方,
　　前正中线旁开6
　　寸,与第1肋间
　　隙相平的凹陷处
功效:宣利肺气,止咳
　　平喘,化痰

图 10-6

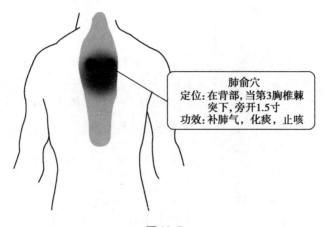

肺俞穴
定位:在背部,当第3胸椎棘
　　突下,旁开1.5寸
功效:补肺气，化痰，止咳

图 10-7

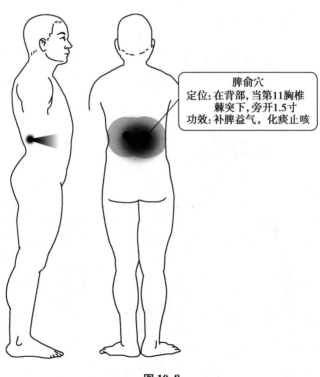

脾俞穴
定位:在背部,当第11胸椎
　　棘突下,旁开1.5寸
功效:补脾益气，化痰止咳

图 10-8

　　3. 灸疗疗程　每次选取上述 1~2 组穴位,每天 1 次,10 次为 1 个疗程,
疗程间休息 2~5 天,共 2~3 个疗程。
　　【典型案例】
　　病例 1:刘某,男,50 岁,6 年前无明显诱因反复出现发热、咳嗽、咯痰。今又不慎感受风寒咳嗽、咯白痰,来我科求诊。胸部正侧位 X 线片示有慢性支气管炎改变。随即在大椎穴、至阳穴探及穴位热敏。嘱俯卧位,于大椎穴、至阳穴区施循经往返灸 10 分钟,感热流呈片状扩散,故在至阳穴、大椎穴双点温和灸,感热流继向腰背部传导,并感热流徐徐入里且深透至前胸,灸感持续约 20 分钟后,热流渐回缩至至阳穴并感皮肤灼热,乃停灸。继灸大椎穴,仍有扩热、传热现象,灸感持续约 10 分钟后热流渐回缩至大椎穴且皮肤灼热,乃停灸,完成 1 次治疗。次日复诊时,于双脾俞穴探及穴位热敏,施双点温和灸,即感扩透现象,5 分钟后热流汇合成片,整个腰部温热舒适,灸感持续约 20 分钟后回缩至双脾俞穴,并感皮肤灼热,乃停灸,完成 1 次治疗。按上述方法探敏治疗 30 次后,患者咳嗽、咯痰症状消失,半年后随访未有复发。

病例 2:于某,男,64 岁,咳嗽、咯白色泡沫状痰 5 年余,每年冬春季发病,持续 2 ~ 3 个月,经治疗后症状能缓解。近日受寒后咳嗽、咯痰加剧,夜间为甚,痰白少而黏,伴胸闷,咳时胸胁引痛,来我科求诊。胸部正侧位 X 线片示慢性支气管炎改变。经查,双肺俞穴附近可探及穴位热敏,立于双肺俞穴行双点温和灸,3 分钟后热流出现深透远传现象并汇合成片,自觉热感透至胸腔且向颈项和上肢肘关节传导,速在大椎穴施"接力"温和灸,感颈项及肩背部温热舒适,灸感持续约 40 分钟后回缩至大椎穴,并感皮肤灼热,乃停灸,继灸双肺俞穴,仍有透热现象,10 分钟后感皮肤灼热后停灸,完成 1 次治疗。灸后感觉舒适。按上述方法探敏治疗 25 次,症状消失,半年后随访未见复发。

第三节 支气管哮喘

支气管哮喘(bronchial asthma)是由嗜酸性粒细胞、肥大细胞和 T 淋巴细胞等多种炎症细胞参与的气道慢性炎症,易感者对各种激发因子具有气道高反应性,表现为反复发作的喘息,呼吸困难,胸闷或咳嗽等症状,常在夜间和(或)清晨发作或加剧,并常出现广泛多变的可逆性气流受限,多数患者可自行缓解或经治疗缓解。本病一年四季均可发病,尤以寒冷季节和气候急剧变化时发病较多。男女老幼皆可罹患。

本病属于中医的哮喘病范畴,认为因肺、脾、肾三脏功能不足,水湿内聚为痰饮,遇外邪引动而发,痰随气升,气因痰阻,相互搏结,阻于气道,肺失宣肃而出现咳喘痰鸣,甚则不能平卧,胸闷,咯痰不爽等症。

【诊断依据】

1. 发作时喉中哮鸣有声,呼吸困难,甚则张口抬肩,不能平卧,或口唇指甲紫绀。

2. 呈反复发作性。常因气候突变、饮食不当、情志失调、劳累等因素诱发。发作前多有鼻痒、喷嚏、咳嗽、胸闷等先兆。

3. 有过敏史或家族史。

4. 两肺可闻及哮鸣音,或伴有湿啰音。

5. 血嗜酸性粒细胞可增高。

6. 痰液涂片可见嗜酸性粒细胞。

7. 胸部 X 线检查一般无特殊改变,久病可见肺气肿征。

【操作方法】

1. 高发热敏穴位区域　对穴位热敏高发部位大椎、至阳、命门、肺俞、神阙等穴区进行穴位热敏探查,标记热敏穴位。

2. 热敏灸操作步骤

(1)大椎、至阳、命门穴(图 10-9)循经往返灸和接力灸,振奋督脉阳气,可觉热感沿头项背腰部督脉传导,灸至热敏灸感消失。

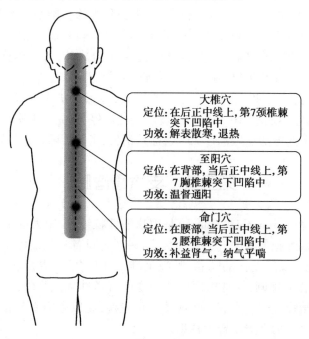

大椎穴
定位:在后正中线上,第7颈椎棘突下凹陷中
功效:解表散寒,退热

至阳穴
定位:在背部,当后正中线上,第7胸椎棘突下凹陷中
功效:温督通阳

命门穴
定位:在腰部,当后正中线上,第2腰椎棘突下凹陷中
功效:补益肾气,纳气平喘

图 10-9

(2)肺俞穴(图 10-10)双点温和灸,可觉热感透至胸腔或扩散至整个背部并向上肢传导,灸至热敏灸感消失。

(3)神阙穴(图 10-11)单点温和灸,可感到热感透至腹腔,灸至热敏灸感消失。

3. 灸疗疗程　每次选取上述 1~2 组穴位,每天 1 次,10 次为 1 个疗程,

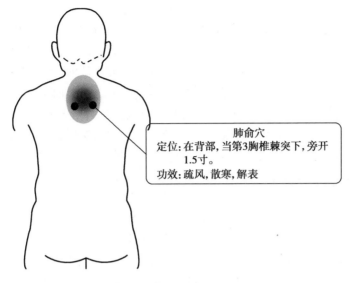

肺俞穴
定位:在背部,当第3胸椎棘突下,旁开1.5寸。
功效:疏风,散寒,解表

图 10-10

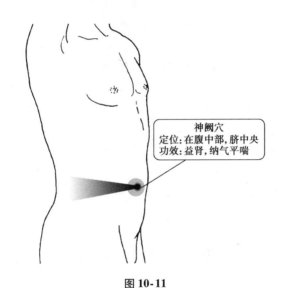

神阙穴
定位:在腹中部,脐中央
功效:益肾,纳气平喘

图 10-11

疗程间休息 2~5 天,共 2~3 个疗程。

【典型案例】

病例 1:曾某,女,50 岁,3 年前受风寒后出现胸闷,气憋,呼吸困难,不能平卧。经西医治疗症状稍缓解。但每逢冬春季节天气变化症状加重,诊断为支气管哮喘。今来我科就诊。经查左肺俞、至阳、命门穴 3 穴出现穴位热敏。于左肺俞穴处施温和灸,即感热流深透远传,约 5 分钟后,感左腋部温热舒适,约 20 分钟后,热感沿上臂内侧下行,到肘尖附近停止。30 分钟后,热流渐回缩至左肺俞穴且感皮肤灼热,遂停灸。改灸至阳穴、命门穴区,先给予循经往返灸 5 分钟,热流沿后背正中向上传导,遂在至阳穴、命门穴双点温和灸,数分钟后,感热流徐徐入里,渐深透至前胸,顿感整个前胸温热,灸感持续约 30 分钟后热流渐回缩至至阳穴,并感皮肤灼热乃停灸至阳穴,此时命门穴仍有透热现象,续灸 10 分钟后灸感消失,且感皮肤灼热,遂停灸,完成 1 次热敏灸治疗。次日复诊,神阙穴探及穴位热敏,于该穴施温和灸,感热流逐渐扩散,5 分钟后可感到热感透至腹腔,灸感持续约 35 分钟后透、扩现象消失并感皮肤灼热,乃停灸,完成 1 次热敏灸治疗。按上述方法探敏治疗 25 次后,患者胸闷、气憋症状未见,1 年后随访未有复发。

病例 2:甘某,女,57 岁,5 年前无明显诱因出现胸闷、气憋,呼吸困难,不能平卧,咳嗽咯白痰,恶寒、腰膝酸软。经治疗该症控制,诊断为"哮喘"。但每于劳累或受寒后该症即发作。胸部正侧位 X 线片示:心肺未见明显异常。前来我科诊治。现症:胸闷、气憋,呼吸困难,不能平卧,咳嗽咯白痰,恶风寒,经查在神阙、双肺俞出现穴位热敏,于神阙穴施热敏灸,立感热流如水柱向腹腔深部灌注,上腹部明显热流涌动,并向胸腔传导,异常舒适,该灸感持续约 30 分钟后渐回缩至神阙穴,并感皮肤灼热,乃停灸,改灸双肺俞穴,数分钟后感热流扩散汇合一起,并向肩背深部缓缓渗透,似感整个胸部温暖舒适,灸感持续约 15 分钟后回缩至双肺俞穴,5 分钟后感皮肤灼热后停灸,完成 1 次治疗。次日复诊,于至阳穴探查有穴位热敏,立灸至阳穴,沿后背正中向上传导,感颈项肩背部温热舒适,20 分钟后,感热流徐徐入里,渐深透至前胸,整个前胸温热、舒适,灸感持续约 25 分钟后热流渐回缩至至阳穴,并感皮肤灼热,乃停灸,完成 1 次治疗。治疗后感胸闷、气促均有好转,按上述方法探敏治疗 35 次,胸闷、气憋、呼吸困难等症未见,6 个月后随访未见复发。

第四节　过敏性鼻炎

过敏性鼻炎(alergic rhinitis)又称为变应性鼻炎,是主要发生于鼻黏膜,并以 I 型(速发型)变态反应为主的疾病,包括常年性变应性鼻炎和花粉症。临床主要表现为发作性鼻痒、喷嚏连作、鼻塞、鼻流清涕等。本病在任何年龄都可发生,但多见于 15 ~ 40 岁。本病好发于春秋季。本病发病率呈现上升趋势,据国外统计其发病率在 10% ~ 20%,在我国则发病率更高,可达到37.74%。该病发生无明显性别差异,多见于青壮年,小儿患者也不少。

本病属中医学的"鼻鼽"范畴,多由是感受风邪,或禀赋不足,阳气虚弱,肺、脾、肾三脏虚损,阳气不足,卫表不固,机体受到风邪外袭,导致肺气失宣,鼻窍不利而为病。

【诊断依据】

1. 反复发作史:鼻炎呈季节性或常年性发作,或发作有可追溯诱因,阳性家族过敏史并发其他过敏疾患。

2. 典型发作症状:呈突然阵发性发作,发作时有鼻内刺痒,打喷嚏,流稀涕及鼻阻塞等症状,多无其他全身不适症状。

3. 鼻腔检查:可见鼻黏膜苍白水肿或呈灰蓝色或潮红。

4. 皮肤过敏原试验阳性。

5. 鼻分泌物嗜酸性粒细胞计数超过 5%。

6. 血清 IgE 测定浓度高于 250IU/ml。

【操作方法】

1. 高发热敏穴位区域 对穴位热敏高发部位上印堂、通天、风池、肺俞、神阙等穴区进行穴位热敏探查,标记热敏穴位。

2. 热敏灸操作步骤

(1)上印堂穴(图 10-12)单点温和灸,自觉热感扩散至整个额部或额部紧压感,灸至热敏灸感消失。

(2)通天穴(图 10-13)双点温和灸,自觉热感深透或扩散或紧压感,灸至热敏灸感消失。

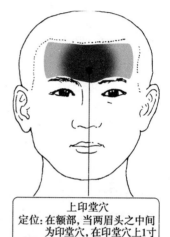

上印堂穴
定位:在额部,当两眉头之中间为印堂穴,在印堂穴上1寸
功效:祛风解表,通鼻窍

图 10-12

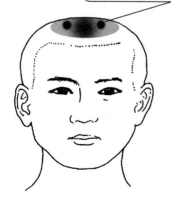
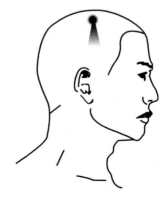

通天穴
定位:前发际正中直上4寸,旁开1.5寸
功效:疏风解表,宣通鼻窍

图 10-13

（3）风池穴（图10-14）双点温和灸，自觉热感深透或向四周扩散或沿督脉上下传导，灸至热敏灸感消失。

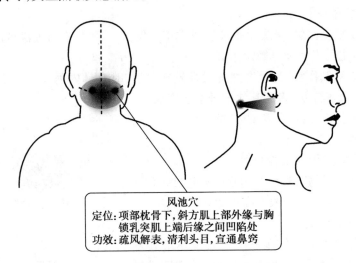

风池穴
定位：项部枕骨下，斜方肌上部外缘与胸
锁乳突肌上端后缘之间凹陷处
功效：疏风解表，清利头目，宣通鼻窍

图 10-14

（4）肺俞穴（图10-15）双点温和灸，自觉热感透至胸腔或扩散至整个背部或热感向上肢传导，灸至热敏灸感消失。

（5）神阙穴（图10-16）单点温和灸，自觉热感深透至腹腔，灸至热敏灸感消失。

3. 灸疗疗程　每次选取上述2～3组穴位，每天1次，10次为1个疗程，疗程间休息2～5天，共2～3个疗程。

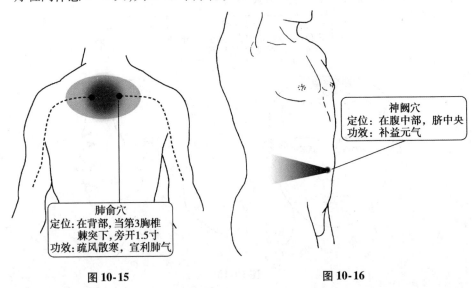

神阙穴
定位：在腹中部，脐中央
功效：补益元气

肺俞穴
定位：在背部，当第3胸椎
棘突下，旁开1.5寸
功效：疏风散寒，宣利肺气

图 10-15　　　　　　　　　　　图 10-16

【典型案例】

病例1：肖某，男，56岁，晨起流清涕、鼻塞10年余。每于天气变化时，粉尘多时加重，十分烦恼，医院诊断为过敏性鼻炎。经探查右通天穴、上印堂穴存在穴位热敏。对上印堂穴施单点温和灸，感热流渗透鼻腔，并自觉前额"酸胀压迫感"，双眼湿润，鼻腔流大量清涕，此灸感持续约30分钟后上印堂穴局部皮肤感灼热后停灸。换灸右通天穴，感热流徐徐入脑内，并扩散至整个头颅，自觉头部温热，灸感持续30分钟左右，透热、扩热现象消失，并感皮肤灼热，乃停灸右通天穴，完成1次热敏灸治疗。治疗后鼻塞、流清涕等症状明显改善。继续按上述方案探敏治疗15次，症状消失。

病例2：康某，男，50岁，晨起流清涕、鼻塞、打喷嚏6年。近1年来症状加重，医院诊断过敏性鼻炎。右肺俞穴、上印堂穴探及穴位热敏。对右肺俞穴施单点温和灸，温热感逐渐扩散，几分钟后感整个背部温热舒适，约5分钟后热流继续向内渗透，徐徐注入胸腔内，该灸感持续约40分钟后，热感范围变小，并感表面皮肤有灼热痛感，遂停灸。换灸上印堂穴，自觉热感扩散至整个前额，并觉前额紧压感，非常舒适，灸感持续约20分钟后渐回缩并感施灸点皮肤灼热，完成1次热敏灸治疗。继续按上述方案探敏治疗10次，症状消失。

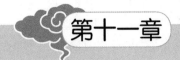

第十一章

皮 肤 病

荨 麻 疹

荨麻疹(urticaria),俗称"风疹块",是以异常瘙痒、皮肤出现成块、成片状风团为主要表现的疾病,发病病因目前尚不完全清楚,一般认为主要因素是机体敏感性增强,皮肤、黏膜小血管扩张及通透性增加而出现的一种局限性水肿反应,产生红斑、风团,伴瘙痒。本病病因复杂,约3/4的患者找不到原因,特别是慢性荨麻疹。因其时隐时起,遇风易发,故中医常称为"瘾疹",又名"风疹"。

中医认为本病的病位在肌肤腠理,多与风邪侵袭,或胃肠积热有关。腠理不固,风邪侵袭,遏于肌肤,营卫不和,或素有胃肠积热,复感风邪,均可使病邪内不得疏泄,外不得透达,郁于腠理而发为本病。

【诊断依据】

1. 突然发作,皮损为大小不等,形状不一的水肿性斑块,边界清楚。

2. 皮疹时起时落,剧烈瘙痒,发作无定处,退后不留痕迹。

3. 部分病例可有腹痛腹泻,或有发热、关节痛等症。严重者可有呼吸困难,甚至引起窒息。

4. 皮肤划痕试验阳性。

5. 皮疹经过3个月以上不愈或反复间断发作者为慢性荨麻疹。

【操作方法】

1. 高发热敏穴位区域　对穴位热敏高发部位肺俞、至阳、神阙、曲池、血海、三阴交等穴区进行穴位热敏探查,标记热敏穴位。

2. 热敏灸操作步骤

(1)肺俞穴(图11-1)双点温和灸,自觉热感透至胸腔或扩散至整个背部或热感向上肢传导,灸至热敏灸感消失。

（2）至阳穴（图11-1）单点温和灸，自觉热感透至胸腔或沿背部正中向上传导或向上肢传至肘关节，灸至热敏灸感消失。

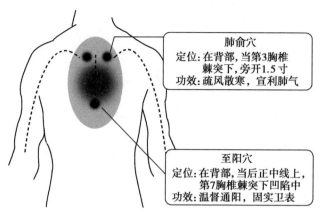

肺俞穴
定位：在背部，当第3胸椎棘突下，旁开1.5寸
功效：疏风散寒，宣利肺气

至阳穴
定位：在背部，当后正中线上，第7胸椎棘突下凹陷中
功效：温督通阳，固实卫表

图 11-1

（3）神阙穴（图11-2）单点温和灸，自觉热感深透至腹腔，灸至热敏灸感消失。

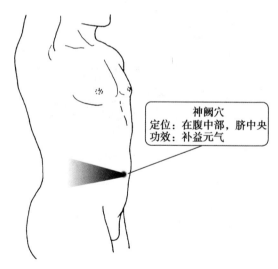

神阙穴
定位：在腹中部，脐中央
功效：补益元气

图 11-2

（4）曲池穴（图11-3）双点温和灸，自觉热感深透向上或向下沿手阳明大肠经传导，灸至热敏灸感消失。

（5）血海穴（图11-4）双点温和灸，自觉热感深透或向上或向下沿足太阴脾经传导，灸至热敏灸感消失。

（6）三阴交穴（图11-5）双点温和灸，自觉热感深透或向上或向下沿足太

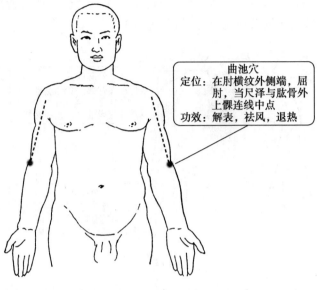

曲池穴

定位：在肘横纹外侧端，屈
肘，当尺泽与肱骨外
上髁连线中点

功效：解表，祛风，退热

图 11-3

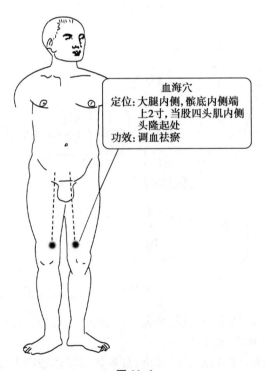

血海穴

定位：大腿内侧，髌底内侧端
上2寸，当股四头肌内侧
头隆起处

功效：调血祛瘀

图 11-4

阴脾经传导,灸至热敏灸感消失。

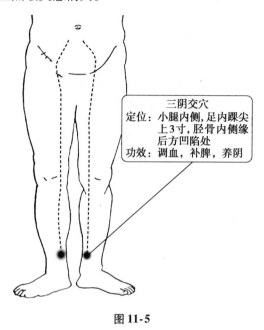

三阴交穴
定位：小腿内侧,足内踝尖
　　　上3寸,胫骨内侧缘
　　　后方凹陷处
功效：调血,补脾,养阴

图 11-5

3. 灸疗疗程　每次选取上述 2~3 组穴位,每天 1 次,10 次为 1 个疗程,疗程间休息 2~5 天,共 2~3 个疗程。

【典型案例】

病例 1:张某,女,29 岁,荨麻疹病史 8 年余,患者双上肢,下肢及背部每天晚上 11 点后出现成团状红色皮疹,凌晨 4 点左右消退,伴瘙痒,心烦,口干等症状,8 年期间用西药常规抗过敏治疗,出疹面积及程度可以减轻,但一停药,立刻恢复原样。于督脉处循经往返灸 3 分钟后,在至阳穴出现热敏灸感,悬灸至阳穴时,患者感一股热流沿着脊柱正中逐渐往上传,传至风府穴处,且整个肩胛均有热感,灸感持续 35 分钟后热感逐渐减退消失,继续探查,灸双侧血海穴,数分钟后左侧热感沿左侧大腿往上传导,行接力灸,热感传至小腹,整个小腹感到温暖,灸感持续 45 分钟后热感逐渐减弱消退,停灸,完成 1 次热敏灸治疗。按上述方法治疗 10 次后,患者可以逐渐减少西药的用量,15 次后停西药后晚上未出疹,再巩固 5 次后出院,嘱患者每晚睡前灸神阙 30 分钟。6 个月后随访未复发。

病例 2:贺某,男,32 岁,肩背部皮肤瘙痒、皮疹反复出现 2 年余,医院诊断为荨麻疹,虽经中西药治疗,疗效不佳。在双肺俞穴处探及穴位热敏。即于双肺俞穴处施双点温和灸,数分钟后感热流缓缓渗入皮肤,并明显扩热,10 分钟后整个肩背部感到温热似有蚁行感,约 30 分钟后热流沿上臂外侧片状下行,到肘关节曲池穴附近停止,继在曲池穴行"接力"热敏灸,感热流继续沿前臂外侧下行至示指,灸感持续约 15 分钟后热感回缩至曲池穴并感皮肤灼热,乃停灸曲池穴。约 25 分钟后,热流回缩至双肺俞穴,且皮肤表面灼热,遂停灸双肺俞穴,完成 1 次热敏灸治疗。次日复诊,皮肤瘙痒明显好转,皮疹颜色变淡。继按上述治疗方案探敏治疗 10 次,上述症状消失。嘱家属每晚睡前温和灸双肺俞穴半小时,每日 1 次,连续 10 天,以巩固疗效。3 个月后随访无复发。

57检